LA
LOI DES ALIÉNÉS

NÉCESSITÉ D'UNE RÉFORME

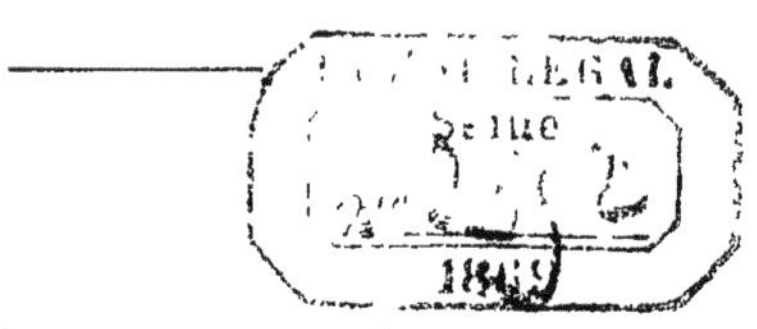

PAR

E. GARSONNET

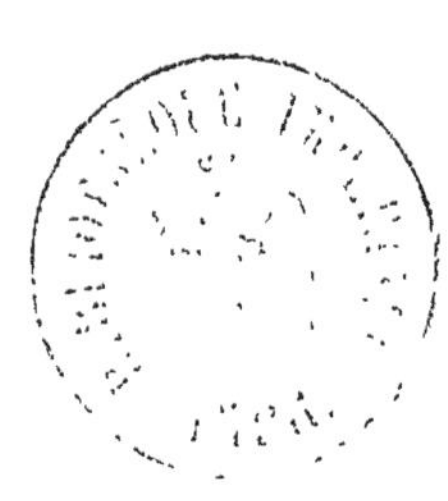

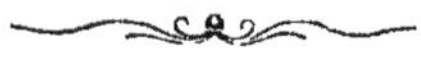

PARIS

ERNEST THORIN, LIBRAIRE-ÉDITEUR

7, RUE MÉDICIS, 7

1869

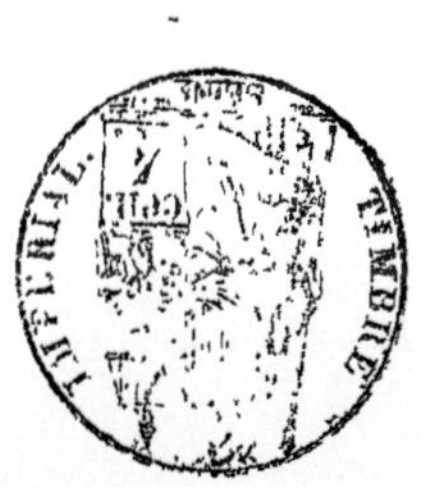

PRÉFACE

La question des aliénés préoccupe depuis plusieurs années l'opinion publique, et n'est pas encore résolue. Il ne tient qu'à moi de la faire résoudre en moins d'un quart d'heure, et pour cela je n'ai besoin que de me résigner à un très léger sacrifice d'amour-propre. Il y a longtemps que j'en ai pris mon parti, et que je me suis offert résolûment comme sujet de dissection sur le vif pour changer enfin et pour fixer la jurisprudence sur un point qui touche aux premiers intérêts de l'ordre social. Le 28 janvier 1863, j'écrivis à M. le rédacteur en chef de l'*Opinion nationale :*

On croit que tout est dit depuis le 30 juin 1838 sur ce grand problème de droit et de philosophie qui s'appelle la question des aliénés. On se trompe du tout au tout. A peine en sommes-nous au premier mot. Veut-on savoir pour quelle raison? C'est qu'on n'a jusqu'ici écouté que les médecins ; on a oublié de donner la parole aux malades. Qu'on ne se récrie point ; la plupart des malades de la spécialité, quelque sérieusement atteints qu'ils puissent être, n'ont pas, en général, l'esprit beaucoup plus gâté que ces étranges docteurs qui affichent la prétention de les guérir.

J'ai sur tout le monde un premier avantage que personne, sans doute, ne m'enviera : j'ai eu dans ma vie deux crises de délire aigu authentiquement, officiellement constatées. Ce sont, du reste, des accidents sans gravité, sans profondeur aucune, dont je n'ai jamais été embarrassé pour le passé, ni effrayé pour l'avenir. Le dernier de ces accidents remonte à plus de vingt-cinq ans.

Mais j'ai sur tout le monde un second avantage bien autrement décisif, quoique, à coup sûr, encore moins enviable que le premier : c'est qu'atteint deux fois de la même façon, j'ai été traité par deux méthodes différentes. J'ai donc pu apprécier, pour les avoir vues toutes deux à l'œuvre, la médecine ordinaire, qui est la seule vraie, celle des Andral, des Cruveilher, des Chomel, et la médecine spéciale ou aliéniste, celle des Pinel et des Esquirol, amas d'erreurs dangereuses, avec lesquelles il faut en finir, car, depuis soixante ans et plus, elles peuplent de malheureux les maisons de fous.

Ce que je disais alors, je suis prêt à le répéter aujourd'hui. Mais il y a un point essentiel auquel personne ne songe et sur lequel il faut s'entendre avant tout. Deux questions se posent, en effet, toutes les fois qu'on effectue un de ces placements prétendus philanthropiques qui, deux fois sur trois, sont des incarcérations à perpétuité. L'individu qu'on incarcère est-il réellement malade? Voilà la première question. Je la tiens pour résolue d'avance. Donnez à un aliéniste quatre lignes de l'écriture d'un individu, il se chargera, en tout bien tout honneur, de le faire enfermer légalement, comme d'autres se seraient chargés jadis de le faire pendre. Mais quand la médecine légale a constaté qu'un homme a perdu la raison, elle n'a pas encore prouvé qu'il soit permis de lui ravir la liberté. Il faut qu'elle ait démontré que la réclusion est une nécessité sociale ou qu'elle est au moins un bienfait. C'est sur ce dernier point qu'on ne saurait trop insister. La certitude, ou tout au moins la probabilité d'une guérison, voilà le fait scientifique qui est le titre ou le prétexte de l'incarcération légale. C'est pour guérir l'individu qu'on l'emprisonne ; c'est dans l'intérêt de la guérison qu'on ajoute au supplice de l'emprisonnement la torture du secret ; c'est quand il sera guéri que le malade retrouvera sa liberté.

Or, rien de plus faux qu'une pareille théorie, rien de plus vain qu'une telle promesse. Mise au pied du mur par le bon sens, la médecine spéciale balbutie, puis finit par avouer qu'elle excelle à garder les gens, mais qu'elle échoue à les guérir, et s'en lave les mains. De là le mot d'un aliéniste éminent : « Les maisons de santé ne sont que des fabriques d'incurables. » Dès lors les conclusions se tirent toutes seules : la loi des aliénés doit être refaite depuis le premier article jusqu'au dernier, parce qu'elle a pour base une absurdité meurtrière ou un mensonge effronté. — Tout est là.

Voilà ce que j'avais promis d'élever à la démonstration dans une pétition au Sénat qui remonte aux premiers jours de l'année 1863. Deux membres de la commission, qui l'avaient examinée, MM. de La Guéronnière et Ferdinand Barrot, dont je puis invoquer le témoignage sans crainte d'être démenti, m'avaient dit loyalement : « Vous avez eu pour vous toute la commission ; vous êtes certain d'avoir tout le Sénat. » Cette déclaration doit suffire pour prouver si j'étais dans le vrai. Que s'est-il passé depuis ? Je l'ignore ; ce que je sais, c'est qu'après deux ans d'attente, j'ai reçu l'ordre, que je ne puis m'expliquer, de retirer ma pétition ; je me suis exécuté de bonne grâce, non pas par crainte, car j'ai pu agiter l'opinion pendant six ans sans avoir jamais éprouvé l'ombre d'un désagrément officiel ou d'un ennui administratif. J'avais d'autres motifs pour céder. Un service rendu à la société n'est méritoire qu'autant qu'il est pur de tout motif intéressé. Je ne voulais pas qu'on pût m'accuser d'avoir étalé ma personne ou cherché à compromettre celle d'autrui ; je me félicitais même sincèrement d'avoir contribué plus que qui que ce soit à introduire dans le monde une idée neuve et utile à tous, avec cet avantage inestimable que mon nom ne serait pas même prononcé dans le débat qui devait mettre enfin cette grande vérité en pleine lumière. Mon attente a été trompée. On a cru, on a même dit au Sénat que j'avais reculé parce que je me sentais confondu, et, malgré les quinze pétitions que j'avais provoquées pour m'autoriser à reprendre la mienne, la médecine aliéniste a triomphé, et la législation qui est son œuvre a été proclamée presque parfaite, sauf deux ou trois modifications sans importance. Un devoir rigoureux m'était désormais imposé. Un honnête homme doit toujours aspirer à s'effacer, mais il ne saurait reconnaître à personne le droit de dire qu'il s'est rétracté ; le respect dû à la vérité, plus encore que le soin de son honneur, lui fait une loi de protester. Je redescends donc dans la lice, ou plutôt je remonte sur la brèche avec la ferme résolution d'y rester jusqu'à ce que la question soit résolue. C'est pourquoi je remets toutes les pièces du procès sous les yeux du public en même temps que sous les yeux de la commission spéciale qui vient de d'être nommée pour examiner toutes les questions relatives à la loi des aliénés. Le mémoire qu'on va lire, et que j'avais joint à ma pétition, est écrit depuis plus de dix ans ; ce mémoire a été traité de libelle en plein Sénat ; je déclare pourtant que, si j'avais à le recommencer, je le ferais dix fois plus fort, et j'attends avec confiance le jugement de la commission et celui de l'opinion publique, « qui remporte toujours la dernière victoire. »

E. GARSONNET.

LA LOI DES ALIÉNÉS

I

La liberté individuelle existe-t-elle en France ? A cette question, il n'est personne qui ne soit tout d'abord tenté de répondre affirmativement. Et cependant la question mérite d'être posée ; j'ajoute qu'elle doit l'être.

C'est une erreur que de croire qu'il n'y a en France de citoyens privés de leur liberté que ces criminels que la justice place au nom de la loi dans les bagnes, maisons centrales, prisons départementales ou autres maisons de détention proprement dites. — Il y a d'autres prisons au fond desquelles on laisse aussi et à perpétuité la liberté, l'honneur même ; au fond desquelles on est également soumis à l'humiliation d'une société dégradante, à des tortures morales de toute espèce et même à des tortures physiques de plus d'une sorte. Ce sont les établissements dits de bienfaisance, qu'on appelle asiles ou maisons de santé, et notre pays en compte une centaine. Etre placé dans une de ces maisons, surtout dans celles qui sont destinées au traitement de la folie, c'est subir un emprisonnement dans toute la rigueur du mot. Etre déclaré fou, c'est être incarcéré *ad tempus* ; être déclaré incurable, c'est être incarcéré pour le reste de ses jours. Il n'y a de changé que le nom. L'assimilation est complète.

Or, il y a en France une multitude de citoyens qui subissent cette peine et la subiront jusqu'au dernier jour de leur existence matérielle. Les statistiques dressées par l'art médical et le *Moniteur officiel* lui-même nous autorisent à inscrire ici le chiffre énorme de 32,000 ; 32,000 individus en dehors du droit commun, 32,000 privés de la liberté du jour, de la vie morale, par une autorité qui n'est plus la justice ordinaire !... Il y a là de quoi porter à réfléchir, on pourrait dire de quoi faire trembler.

S'il s'agit de ceux qui gémissent dans les bagnes ou les cachots, le doute n'est pas permis, le soupçon n'est pas possible assurément. Sauf des exceptions infiniment rares, nul n'entre là qui n'ait dû y entrer, tant la justice est bien rendue en France, tant les magistrats sont intègres, tant il y a de formalités protectrices et de garanties de tout genre qui excluent tout péril d'erreur ou d'iniquité. Mais en peut-on dire autant de cette population infortunée qui remplit ces autres prisons dont nous avons parlé? Tous sont-ils bien fous? L'étaient-ils du moins quand ils y ont été plongés? Ne le sont-ils pas devenus depuis la réclusion et par le fait même de la réclusion? N'y aurait-il pas des victimes d'une erreur ou d'un forfait? La législation qui ouvre et referme les portes de ces redoutables établissements a-t-elle prévu et rendu impossibles toutes les chances d'arbitraire, de fraude ou de méprise?

Grave et redoutable problème, dont la société ne se préoccupe guère, il est vrai, mais qui plus d'une fois a inquiété la conscience du légiste ou du penseur solitaire.

On nous répond que le doute seul serait une calomnie aussi absurde que subversive, ou plutôt qu'il serait le rêve d'une cerveau malsain ou mal guéri. On nous affirme, au nom du pouvoir et de la science, qu'avec la loi du 30 juin 1838, chef-d'œuvre d'organisation administrative et de prévoyance philanthropique, il est impossible qu'il y ait jamais un seul abus ; qu'en fait, d'ailleurs, il n'y en a jamais eu un seul. Et ce qui le prouve bien, ajoute-t-on, c'est que depuis trente ans que la loi existe, ou plutôt depuis soixante-dix ans qu'il y a en France des maisons de santé pour le traitement de la folie, jamais, non, jamais un seul abus n'a été dénoncé.

Jamais... pas un seul... Ce sont, il faut l'avouer, des maisons singulièrement privilégiées... Il n'y a eu de tout temps chose si sacrée dont la perversité ou la faiblesse humaines n'ait abusé. Les lieux les plus saints, le sanctuaire de la justice, le sanctuaire de la famille, celui de la religion, les monastères, les temples, les autels ont été trop souvent souillés, ils le sont encore quelquefois ; comment se ferait-il donc que, dans les établissements d'aliénés, la perfection, chose réputée impossible ici-bas, eût été miraculeusement atteinte?

Ces maisons seraient-elles donc dirigées toutes par des créatures d'élite, qui tiendraient plus de l'ange que de l'homme !

Personne, nous dit-on, ne s'est jamais plaint. La police si adroite n'a jamais rien surpris ; la presse si ombrageuse n'a jamais rien signalé ; la justice si vigilante n'a jamais rien puni. Quand le fait serait vrai, et nous avons malheureusement quelques raisons de croire qu'il ne l'est pas, que conclure de ce silence ? qu'il n'y a jamais eu d'abus, ou qu'on a su, par des procédés nouveaux, les rendre à la fois irrésistibles et insaisissables ? qu'on a organisé l'impossibilité de l'attentat, ou qu'on a savamment organisé l'impossibilité de la plainte ? qu'on a placé la liberté indivi-duelle hors de toute atteinte, ou bien qu'on a tout combiné avec une adresse infinie pour en protéger la violation, pour supprimer tout recours, étouffer toute protestation, après avoir enchaîné toute résistance ?

C'est ce qu'on ne saurait trop se hâter d'éclaircir.

II

On l'a dit plus d'une fois : la plus grande preuve de respect qu'on puisse donner aux lois de son pays, c'est d'en signaler les imperfec-tions, quand on le fait avec gravité, avec mesure, et qu'on n'a d'autre mobile que l'intérêt public. Nul ne contestera d'ailleurs qu'il soit permis de discuter sous le gouvernement impérial une institution de la monarchie de Juillet. Le second empire a répudié avec éclat la plupart des traditions du régime qui l'a précédé, et quand il a recueilli quelque portion de sa succession il ne l'accep-tait sans doute que sous bénéfice d'inventaire. S'il était prouvé qu'en France la première des conquêtes de la Révolution n'existe plus que de nom, s'il était démontré que, dans la capitale et sur plus d'un point du sol français, la Bastille s'est relevée clandestinement, à l'ombre de la philanthropie, nous sommes sûrs que le gouvernement ne laisserait pas au peuple le soin de recommencer l'œuvre du 14 Juillet.

Sommes-nous donc les premiers à élever cette accusation contre la loi du 30 juin 1838 ? Dès qu'elle fut présentée aux Chambres, des défiances instinctives s'éveillèrent ; plus d'une voix éloquente pro-testa. — Qu'on relise le *Moniteur* des années 1837 et 1838. L'une de ces voix disait : « C'est une loi de suspects ; c'est la résurrection

« de la Bastille sous la forme d'une institution de bienfaisance. »
(Opinion de M. Auguis.) — Une autre : « Vous bouleversez le code
» civil; vous rétablissez dans nos lois le principe des lettres de ca-
» chet. — Vous introduisez une sorte d'interdiction au petit pied,
» sans aucune des formalités ordinaires de l'interdiction. Vous dé-
» possédez le pouvoir judiciaire au profit de la puissance administra-
» tive, représentée par la médecine spéciale; surtout vous écartez la
» magistrature; donc vous avez de mauvais desseins. » (M. Isambert.) — Une autre : « Vous évincez la famille aussi bien que la
» magistrature. Vous permettez de conduire un citoyen dans un éta-
» blissement d'aliénés sans attendre ni consulter ses parents. Vous
» faites une chose sans nom. » (M. de La Rochefoucauld-Liancourt.) — Une autre : « En introduisant au milieu d'une troupe de
» fous incurables un malade atteint de folie récente ou passagère,
» vous compromettez sa guérison, vous la rendez peut-être à jamais
» impossible : il n'y aura bientôt dans l'asile qu'un incurable de
» plus. » (M. Roger, du Loiret.) — Une autre : « Vous allez peut-
» être créer un supplice auquel je n'imagine rien de comparable. »
(M. Odilon-Barrot.) — Une autre enfin s'écriait : « Vous parlez de
» servir l'humanité, ah ! craignez de lui préparer de cruels ou-
» trages. » (M. Eusèbe Salverte.)

On fit taire promptement ces voix importunes; on prodigua les
protestations d'innocence; on affecta de se renfermer dans l'imperturbable optimisme de ce législateur ancien qui ne voulait pas inscrire le parricide dans ses lois, parce qu'il ne voulait pas que le
parricide fût dans le cœur de l'homme et dans la nature; on déploya
toutes les variétés du sophisme; on ne se fit pas faute de l'ironie;
on descendit même jusqu'à l'injure; on dit aux opposants, en toutes
lettres : « Messieurs, vous êtes des niais ! ! » Enfin on voulut bien
convenir que de pareils « placements » pouvaient devenir une
arme terrible entre les mains de la vengeance et de la cupidité;
« mais, » ajoutait-on, « nous avons multiplié, nous avons prodigué les
garanties » ! C'est ce système de garanties, alors bénévolement
accepté, qu'il faut examiner aujourd'hui. — Et l'examen est ici d'autant plus nécessaire, que la discussion n'a pas même été tentée à
cette époque; elle a été désertée dès le début. Il convient de la reprendre où les chambres l'ont laissée; et d'abord de la placer sur
son véritable terrain; car, qu'on nous permette de le dire, on n'en a
pas eu l'idée jusqu'ici.

III

Posons d'abord quelques préliminaires indispensables.

De toutes les conceptions très originales et très profondes qui font de la loi du 30 juin 1838 un véritable chef-d'œuvre, comme on ne l'a que trop bien dit, voici à coup sûr la plus singulière : elle a introduit dans le droit civil qui régit en France l'état des personnes une innovation tellement considérable, qu'on peut l'appeler une révolution tout entière. Et ce grand fait qui domine la discussion, un seul orateur de l'opposition paraît l'avoir entrevu. Depuis 1789, il appartenait exclusivement au magistrat de disposer de la liberté du citoyen. Or ce droit terrible, dans un certain nombre de circonstances données, a été transféré depuis vingt ans de la magistrature à un pouvoir nouveau. Le pouvoir médical a surpris, a usurpé des attributions formidables qui jusque-là étaient dévolues à un fonctionnaire de l'ordre judiciaire. L'homme de l'art a été investi du pouvoir qui n'appartenait qu'au juge. C'est un médecin qui vous déclare fou, c'est-à-dire qui vous prive de votre liberté ; c'est un médecin qui vous reçoit, c'est-à-dire qui devient l'arbitre de votre liberté ; c'est encore un médecin qui vérifie la légalité de la réclusion prononcée, c'est-à-dire qui prononce souverainement ou qu'il faut vous rendre votre liberté, ou qu'il faut vous en priver à jamais. Or, contre le juge, la législation avait imaginé toute sorte de barrières, de limites, de contre-poids pour empêcher qu'en rendant des arrêts, il ne fût tenté de rendre des services. A-t-elle limité avec la même prudence inquiète la puissance du médecin ? A-t-elle armé et prémuni la société contre les abus de cette puissance ? Ici, je ne puis m'empêcher de faire une première remarque qui m'effraye. Tout le monde dit que ce sont des médecins qui ont fait, ou suggéré, ou défendu la loi. Voilà déjà une cause de suspicion légitime. Si la législation est l'œuvre de ceux qui l'appliquent, qui en surveillent l'exécution et surtout qui en profitent et qui en vivent, il est clair qu'ils auront travaillé comme pour eux, qu'ils l'auront faite à leur main — qu'on me passe le mot — qu'au lieu de s'enchaîner ; ils se seront réservé toute liberté de mouvement et d'action, et qu'ils auront ménagé de leur mieux dans quelque coin inaperçu, d'une part des embûches ou des piéges pour l'individu qu'il s'agit de garder, d'autre part des échappatoires ou des portes dérobées à l'usage de ceux qui le gardent. La conséquence est forcée.

Voilà ce que n'ont pas vu ou n'ont pas voulu voir les adversaires de la loi. Ils ont manqué de logique ou ils ont manqué de courage. Fidèles aux vieilles habitudes de l'opposition, ils ont agi comme s'ils n'avaient devant eux que l'homme du pouvoir, l'homme de la police. « Connaissons-nous les mystères de la police ? » disait M. Isambert.

C'était la science et non la police qu'il fallait incriminer. Le véritable adversaire qu'il fallait attaquer, c'était le médecin. — Et ce qui le prouve, c'est que, dans tout le cours de la discussion, toutes les fois qu'il s'agit d'un point délicat à faire accepter, d'une position difficile à enlever, l'orateur officiel efface sa personne et pousse devant lui quelque illustration médicale, comme on avance une maîtresse pièce au jeu d'échecs : « Ce n'est pas moi qui parle, c'est le docteur X.., c'est le grand médecin Z.., c'est M. Y.., le prince, l'oracle de la science. » Stratégie curieuse, amusante quelquefois, mais peut-être moins innocente qu'elle n'en a l'air. — En entendant ces grands noms, la Chambre s'incline et passe au vote. Donc, l'opposition s'est constamment égarée ; elle a toujours frappé à côté ou au-dessus du but ; du reste, elle eût vainement tenté le combat ; elle avait affaire à trop forte partie. — Pour lutter, elle n'avait que les vagues notions du bon sens, toujours insuffisantes en pareil cas. Les défenseurs de la loi, hommes de bonne foi, nous n'en doutons pas, recevaient des hommes spéciaux leurs arguments tout faits, leurs répliques toutes prêtes ; et ces hommes spéciaux connaissaient à fond la matière délicate et complexe sur laquelle porte tout l'édifice de la loi. — La lutte ne pouvait pas être égale ; voilà pourquoi elle a cessé si vite.

Ce que ne firent pas alors les orateurs de l'opposition, nous ne craindrons pas de le faire pour eux. Notre témérité sans doute est grande ; mais elle est légitime ; la religion permet qu'on discute ses mystères ; la médecine n'a pas le droit de s'offenser si on sonde les siens. En face de nous se trouvent des hommes dont la reconnaissance publique ne prononce les noms qu'avec respect ; mais si je vois de grands services rendus à l'humanité, je vois aussi de grands périls qui menacent la liberté. Toute puissance qui dispose de la personne du citoyen a besoin d'être contrôlée, contrebalancée avec une défiance qui ne saurait être une injure.

IV

Je dois l'avouer, ce qui m'inquiète tout d'abord chez ces hommes de l'art, c'est précisément ce qui m'inspire pour eux tant de respect, je veux dire leur habileté si renommée en France, en Europe et dans le monde entier. Plus ils sont habiles, plus ils me font peur. Savoir, c'est pouvoir. La science dans laquelle ils excellent est pleine de mystères, qu'il leur a été donné de pénétrer, mais elle est pleine de piéges, et peut cacher mille précipices sous les pas du vulgaire ignorant. Dans cette *terra incognita* qu'on appelle la folie, Pinel et ses disciples ont fait des découvertes aussi merveilleuses que bienfaisantes ; mais qui m'assure que parmi ces découvertes il ne s'en trouve pas quelqu'une qu'on peut tourner avec d'immenses avantages contre la liberté individuelle ? De là pour nous la nécessité de reculer et d'agrandir le terrain sur lequel doit être placé le débat. — Le problème qu'il s'agit d'éclairer est un problème infiniment compliqué ; il ne renferme pas seulement une de ces questions de droit qui ne peuvent être traitées à fond que par un légiste exercé ; la question de législation est subordonnée à des questions bien autrement subtiles de psychologie d'abord, et ensuite de physiologie et de thérapeutique. Il ne suffit donc pas d'être homme d'État, il faut posséder la science spéciale du philosophe initié aux secrets les plus obscurs de la psychologie ; il faut surtout le savoir *sui generis* du médecin qui a fait une étude approfondie de l'aliénation mentale, grimoire effrayant, dans lequel si peu d'hommes ont le don de lire.

Essayons donc de suivre les aliénistes sur ce terrain qu'ils ont exploré et sondé dans tous les sens, et tâchons de prendre leurs propres armes pour les combattre.

Je reviens ainsi, après un détour peut-être trop long, à cette question qui résume tout le sujet : Est-il vrai que les garanties qui, dit-on, sont prodiguées, multipliées par la loi, doivent suffisamment assurer la liberté ? — Je le croyais jusqu'ici, mais j'avoue que ma foi commence à être ébranlée ; je vais même jusqu'à me demander si ceux qui l'ont dit ont pu croire un seul instant ce qu'ils ont osé dire. — Qu'on lise avec soin les traités les plus célèbres des aliénistes sur la folie, sur ses espèces, ses effets, ses procédés curatifs ; qu'on étudie dans ses détails le traitement qui dompte ou adoucit cette déplorable maladie de l'intelligence humaine ; qu'on parcoure et qu'on visite les établissements consacrés à leur guérison, et ensuite qu'on relise la loi avec une scrupuleuse attention, alors, il semblera qu'une lumière toute nouvelle révèle aux yeux effrayés des abîmes inaperçus. — Derrière chaque article se découvriront des données d'une portée si effrayante et d'une fécondité tellement inépuisable que je ne sais vraiment pas si la présomption de folie ne peut pas conduire à des résultats aussi formidables que l'accusation de magie et de sorcellerie dans les plus mauvais jours du moyen âge. Je vois devant moi des hommes certainement fort habiles, mais je commence à n'être plus assuré que leur bonne foi soit à la hauteur de leur habileté.

Pour se faire une idée de la valeur de ces garanties dont on fait tant de bruit, il faut voir comment les choses se passent sous le régime que nous a fait cette loi. A Paris, chaque année, c'est le *Moniteur* qui parle, sur le simple certificat d'un médecin, quel qu'il soit, deux cents individus sont placés dans les maisons de santé tenues par l'industrie privée pour la guérison des maladies mentales. Quelles sont donc les formalités qui ont présidé à leur placement, pour me servir de ce dangereux euphémisme? Quelle procédure a-t-on suivie? où est le magistrat, l'homme de la loi, connu et respecté? où sont les lenteurs salutaires de l'instruction? où sont les témoins? où est l'avocat? où est le public? où est la société intervenant sous la forme du jury? où est le juge? où est le recours, l'appel à une autre juridiction? Toutes ces garanties ont disparu ; on incarcère sur une déclaration pure et simple ; on condamne à huis clos; les rapports des médecins se succèdent et vont s'entasser dans les cartons de la préfecture de police ; mais ils ne sont ni communiqués, ni discutés, ni vérifiés; ils émanent de gens experts, trop experts, qui découvrent la folie là où les profanes ne savent pas la voir; ils émanent surtout du médecin qui a le plus grand intérêt à ne jamais trouver son malade guéri, car il perd, le jour de sa sortie, un bénéfice net. Je vois partout l'accusation, je ne vois nulle part la contradiction ni la défense ; nous rétrogradons de trois cents ans et plus ; ce n'est pas seulement un jugement par commission, un arrêt de cour spéciale ou de cour prévôtale : il y a ici tribunal invisible, procédure secrète, si toutefois procédure il y a. C'est quelque chose de si simple, de si sommaire, qu'on nous l'envierait à Constantinople. Si Laubardemont ressuscitait, — et c'est une espèce qui ne meurt guère, — il ne se ferait plus magistrat, il n'oserait. Au lieu de la robe rouge, il prendrait l'habit noir du philanthrope, il entrerait dans la médecine légale ; il donnerait à bureau ouvert des certificats de folie et tiendrait maison de santé. Et assurément Laubardemont aurait bien raison, puisqu'à cette magistrature d'institution récente il ne faut qu'un trait de plume pour rayer un homme du nombre des vivants et que trois mots suffisent pour ouvrir et sceller une tombe.

Dira-t-on que des garanties nouvelles ont remplacé les anciennes? Quelle est leur valeur? A l'or pur n'aurait-on pas substitué de la fausse monnaie? Toutes sont nulles de plein droit : 1° si vous les examinez dans leur ensemble, elles sont nulles parce qu'elles suivent la réclusion de l'individu au lieu de la précéder ; ce sont des secours qui arrivent quand il n'est plus temps ; en français cela s'appelle « pendre un homme d'abord, et lui faire ensuite son procès. » 2° Elles sont nulles, si vous les prenez en détail, parce que chaque disposition législative d'un aspect rassurant se trouve contredite ou annulée par la pratique médicale, et que partout où la loi semble ouvrir un recours, la médecine élève une barrière et crée une impossibilité.

Qu'on tourne et qu'on retourne dans tous ses sens cette législation à double face ou plutôt à triple fond, et l'on verra qu'à chaque article de loi correspond une suite d'aphorismes médicaux ou de vérités psychologiques qui en paralysent l'action protectrice. Alors va se produire ce qui arrive quand on retrouve le second fragment d'une médaille brisée dont on ne possédait qu'une moitié. On lit dès lors couramment dans son entier l'inscription gravée sur cette médaille et dont on cherchait vainement la clef tant qu'on n'avait en main que le premier fragment. Aphorismes et articles de loi forment en s'entre-croisant une trame si serrée, un tissu si fort qu'il est impossible de s'en dégager désormais quand on a le malheur d'y être enlacé. De l'action combinée de la science et de la loi résultera quand on le voudra un système d'emprisonnement clandestin dont le mécanisme est tellement ingénieux que la victime ne pourra ni se défendre avant, ni se sauver après, ni même pousser un cri qui ne soit impuissant ou inutile. Autant la loi rendra les attentats possibles; faciles, je n'ose dire fréquents. autant la science saura les rendre irrésistibles et insaisissables. L'une tiendra ouverte à toute heure du jour et de la nuit la porte de cette nouvelle Bastille; l'autre, dès que l'individu en aura franchi le seuil, la refermera sur lui pour l'éternité. *Lasciate ogni speranza.* Ce n'est sans doute pas pour cette raison que les admirateurs de la loi du 30 juin 1838 la trouvent parfaite.

Ici, je l'avoue, nous nous arrêtons en face d'une effrayante énigme. Que faut-il penser? Devons-nous croire à une tromperie préméditée, à une vaste et savante conspiration contre la liberté du citoyen? Nous sommes sûrs que les hommes d'Etat et les médecins qui ont travaillé de concert à la rédaction de la loi auront été encore plus étonnés que le public en lisant ces lignes; ils vont s'écrier qu'ils ne se savaient pas si profonds et se défendront non sans raison d'avoir eu tant d'esprit. Il faut toujours craindre de calomnier la nature humaine; et qui donc oserait supposer qu'à un jour déterminé le pouvoir et la science, comme deux malfaiteurs associés pour un mauvais coup, se sont donné le mot pour tromper la France et qu'ils ont eu pour complices tous les pairs et les députés du royaume ? Les choses, grâce à Dieu, se sont passées bien plus innocemment. Le vice ou le péril de la législation que je viens de signaler s'explique par une cause, par une seule cause : c'est qu'une partie de cette législation a été conçue ou dictée par des médecins, hommes spéciaux, qui n'entendaient rien à l'art de faire des lois; l'autre appartient tout entière à des légistes qui ne savaient pas le premier mot de la médecine. C'est dire assez qu'elle doit abonder en contradictions, parce qu'elle repose sur un malentendu innocent, mais énorme; elle est le produit hybride, incohérent, monstrueux de deux ignorances et de deux incompétences combinées, le résultat d'une double méprise également sincère des deux côtés, mais qu'il est urgent d'éclaircir. En deux mots, la médecine a cru à sa propre infaillibilité; les commissions, les rapporteurs, enfin les deux Chambres ont cru comme le public à l'infaillibilité de la médecine. Ce qu'on est tenté de prendre pour une série de combinaisons machiavéliques n'est qu'une suite de quiproquos. Mais il n'en est pas moins vrai que le principe des lettres de cachet a été rétabli, comme on l'a dit, dans la législation française, et que si la douceur de nos mœurs ne nous rassurait pas contre les imperfections de la loi, il n'y a pas un des 32,000 Français aujourd'hui détenus dans les asiles dont le sort ne devrait faire trembler, quand on voit comment ils y sont entrés.

V

Commençons en effet par arrêter notre attention sur l'article 8 : « Des placements volontaires ». Nous ne parlerons pas des placements ordonnés par l'autorité publique. Ceux-ci échappent à tout soupçon légitime : la femme de César ne doit jamais être soupçonnée et ne peut même pas l'être. Si jamais il se rencontre des abus, ce ne sera que dans les placements officieux qu'effectue un particulier dans une maison de santé tenue par l'industrie privée. Cela reste pour nous hors de doute.

Il y a dans toute loi une disposition fondamentale, un article essentiel dont tous les autres ne sont que des dépendances ou des corollaires, de même que dans toute position forte il y a un point spécial, un point culminant qui en est la clef, et dont il suffit de se rendre maître pour être maître de tout le reste. Mais avant de l'enlever, il faut d'abord le discerner, il faut le reconnaître, et cette première opération n'est pas toujours la plus aisée. Tout autre que l'homme de l'art y doit échouer.

Cet article essentiel dans la loi du 30 juin 1838, c'est l'article 8, c'est-à-dire celui qui détermine à qui doit appartenir le droit de placer ou plutôt d'incarcérer le citoyen dans cette prison qu'on appelle un établissement d'aliénés [1]. En effet, s'il est démontré que le moment qui suit l'entrée dans une de ces maisons décide irrévocablement du sort d'un homme, le droit de requérir ou d'ordonner un placement de ce genre s'appelle de son vrai nom le droit de vie et de mort sur le citoyen. Il suffira de placer l'arbitraire à l'entrée pour rendre l'arbitraire éternel. M. Odilon Barrot le fait observer avec une haute raison : « Il n'est pas besoin de supposer une fraude, un calcul pervers ; qu'une erreur soit commise le plus innocemment du monde, elle aboutit promptement à un malheur irréparable. » Il y a ici une sorte d'engrenage formidable, comme dans certaines machines d'invention moderne : il suffit qu'un pan de vêtement s'y accroche, l'individu y passe tout entier.

A qui donc ce pouvoir terrible va-t-il être conféré ? Chose singulière ! sur ce point capital, la loi est muette, ou elle refuse de s'expliquer. Ce pouvoir n'appartient à personne, ou plutôt il appartient à tout le monde ; il est à la disposition de qui veut le prendre. J'ai beau relire l'article 8, je n'y découvre que ces mots : la personne qui fait la demande du placement, la personne qui effectue le place-

---

[1] Voici le texte de cet article :

Art. 8, tit. II, sect. 1re. Des placements volontaires. — Les chefs ou préposés responsables des établissements publics et les directeurs des établissements privés et consacrés aux aliénés ne pourront recevoir une personne atteinte d'aliénation mentale s'il ne leur est remis : 1o une demande d'admission contenant les noms, profession, âge et domicile, tant « de la personne qui la formera » que de celle dont le placement sera réclamé, et l'indication du degré de parenté, ou, à défaut, de la nature des relations qui existent entre elles ; 2o un certificat de médecin constatant l'état mental de la personne à placer et indiquant les particularités de sa maladie et la nécessité de faire traiter la personne désignée dans un établissement d'aliénés et de l'y tenir enfermée. Ce certificat ne pourra être admis s'il a été délivré plus de quinze jours avant sa remise au chef ou au directeur, s'il est signé d'un médecin attaché à l'établissement ou si le médecin signataire est parent ou allié au second degré inclusivement des chefs ou propriétaires de l'établissement ou de la personne qui fera effectuer le placement ; 3o le passe-port ou toute autre pièce propre à constater l'individualité de la personne à placer. Il sera fait mention de toutes les pièces produites dans un bulletin d'entrée qui sera envoyé dans les vingt-quatre heures avec un certificat du médecin de l'établissement et copie de celui ci-dessus mentionné au préfet de police à Paris, partout ailleurs au préfet ou au sous-préfet.

2

ment. « Mais quelle est donc cette personne? objecte un adversaire du projet; on ne le dit pas. Faudra-t-il que ce soit un agent de l'autorité, un magistrat, un parent? On ne l'exige pas. Il y a ici une lacune énorme!... » Dans cette lacune, dans ce silence, il y a quelque chose de nature à effrayer. Il n'a fallu que glisser adroitement dans la loi ce mot d'une sinistre élasticité : *la personne qui demande le placement*, pour faire rentrer l'arbitraire illimité dans la société française. La liberté individuelle n'existe plus en France que de nom depuis qu'une formule vague, indéterminée préside aux « placements volontaires » dans les maisons de fous. Et ce qui étonne, c'est que, dans un pays où les légistes, les magistrats, les avocats et surtout les gens d'esprit se comptent par dizaines de mille, personne ne se soit douté qu'il y avait là-dessous toute une révolution qui nous a fait reculer de deux ou trois siècles.

Je me trompe : deux députés, MM. Charamaule et de La Rochefoucauld-Liancourt, ont reconnu le piége ; mais, malgré leurs efforts, l'article 8 fut arraché ou plutôt enlevé par surprise à une Chambre incompétente, distraite et qui d'ailleurs n'était pas en nombre [1]. Il faut donc rouvrir la délibération sur ce point essentiel et reprendre les arguments des deux orateurs, puis essayer d'y ajouter. Car, je le répète, tout est là.

« Que résulte-t-il de la loi? s'écrie M. Charamaule, que la personne à qui viendra cette odieuse fantaisie d'enfermer un individu chez les fous pourra se la passer ! Comment, à toute heure du jour et de la nuit, le premier venu, armé d'un certificat signé du premier médecin venu, pourra se saisir d'un citoyen, l'introduire par la ruse ou même le précipiter par la force dans ce réceptacle de toutes les horreurs qu'on nomme une maison d'aliénés ! La loi d'ailleurs ne doit disposer que pour les cas généraux, et ce placement opéré par un étranger devrait être un cas infiniment rare, il ne peut être admis que comme exception ; et voilà qu'aux termes de l'article 8 il devient un fait permanent, il devient l'état normal des établissements d'aliénés ! Je ne trouve pas d'expression pour qualifier une pareille monstruosité... Mettez donc au moins dans votre article, comme le demande M. de La Rochefoucauld, le père, le frère, le fils, l'époux... »

Et en effet, dans son projet primitif, le gouvernement n'y avait pas manqué. Ce fut la commission qui se chargea d'exclure la famille, et le gouvernement ne demanda pas mieux que d'y adhérer.

Rien de plus logique assurément, rien de plus sensé que l'amen-

[1] Voir au *Moniteur* de 1837 la curieuse séance du 5 avril.

dement proposé par les deux honorables députés. Et cependant, même avec les garanties qu'ils proposent d'introduire dans la loi, la société ne devait pas se trouver encore suffisamment rassurée ; car il y a des fils dénaturés, il y a des frères ennemis, il y a des pères barbares, il y a des époux qui peuvent avoir des infidélités à punir. Mais que ce droit terrible soit laissé à un étranger, à un indifférent, à qui veut le prendre, en un mot, n'est-ce pas une chose monstrueuse? L'honorable M. Vivien, défenseur obstiné de la loi et surtout de l'article 8, vous répond là-dessus avec l'accent d'une candeur que nous n'entendons pas suspecter : « Mais, messieurs, cela se fait tous les jours ; voulez-vous donc empêcher l'humanité de s'exercer? J'ai été préfet de police ; je sais mieux que qui que ce soit comment les choses se passent. Tous les jours un étranger tombe malade à Paris ; un accès d'aliénation mentale l'a saisi subitement loin de son domicile ; un ami de l'humanité le conduit dans une maison de santé, où des soins spéciaux lui seront prodigués. » En vérité ! êtes-vous bien sûr que ce soit toujours un ami de l'humanité ? Vous avez passé par la préfecture de police ; vous devez en savoir plus long que nous sur le chapitre des perversités et des bassesses humaines... Qui vous dit que ce n'est pas un faux ami, un traître, le prête-nom d'une vengeance cachée, l'homme de paille, l'agent complaisant de quelque mauvais dessein ?... Ne laissons pas aux plus criminelles de toutes les passions ce prétexte commode ; faisons justice une fois pour toutes de ce lieu commun, aussi barbare qu'hypocrite, dont le public est dupe depuis trop longtemps : « Il reçoit des soins empressés dans une maison spéciale... » Sait-on bien ce que c'est que les soins qu'il y reçoit? Sait-on bien qu'ils consistent dans un ensemble de tortures morales et même physiques aussi humiliantes que douloureuses, telles, en un mot, qu'on oserait à peine les souhaiter à son plus mortel ennemi, tant elles réalisent l'idéal de la plus atroce des vengeances? Pour qu'une guérison s'opère avec de pareils moyens et dans un pareil lieu, il ne faut pas seulement que la science fasse un prodige, il faut que la bonté divine y joigne un miracle. Si la folie n'existe pas encore, elle va naître bientôt; si elle est naissante, elle s'exaspère jusqu'à devenir incurable; ce qui n'est encore que momentanément ou partiellement dérangé se trouvera tout à l'heure irrévocablement détruit. Votre ami de l'humanité vient de commettre la plus désastreuse des erreurs, s'il n'a pas commis le plus odieux des forfaits. Mieux vaudrait un sage ennemi... Comment donc, si les conséquences d'un placement fait à la légère peuvent être meurtrières à ce point, comment expliquer l'insistance des défenseurs de la loi, qui s'acharnèrent à emporter de haute lutte le vote d'une disposition qui peut conduire à de tels résultats?

Que signifient cette chaleur, cet éclat, ce luxe de talent que déployèrent la commission et son rapporteur pour la faire adopter ? « En vérité, s'écrie M. Charamaule avec une sorte de vertueuse colère, je ne comprends pas l'obstination de la commission ! » Pour moi, je ne la comprends pas davantage ; mais ce que je vois trop bien, c'est que l'article en question est le fondement qui porte tout l'édifice de cette législation inqualifiable. La pierre angulaire ou la clef de voûte de l'édifice, c'est cette rédaction ambiguë qui arme le premier venu du plus redoutable de tous les droits. Si vous le supprimez, tout s'écroule. — Que faut-il désormais à l'homme puissant auquel il prend fantaisie de se débarrasser d'un individu qui l'offense ou qui le gêne, comme au bon temps de M. de la Vrillière ou de M. de Sartines ? Rien, moins que rien ; la signature d'un malhonnête homme. Est-ce bien difficile à trouver ? « Les mœurs présentes de la nation, écrivait Fénelon en 1712, jettent chacun dans une violente tentation de s'attacher au plus fort par toute sorte de bassesses, de lâchetés, de noirceurs et de trahisons. » Ce qui était vrai dans les premières années du XVIIIe siècle a-t-il cessé de l'être au XIXe ? La certitude de l'impunité est la plus dangereuse de toutes les tentations ; or, la société est ainsi faite, que l'individu n'a rien à craindre de ses ennemis, mais qu'il peut tout avoir à craindre de ses amis. Contre ces derniers, aucune sûreté n'a été prise ; le crime de trahison peut se promettre d'échapper à la justice humaine ; il ne devra compter qu'avec le ciel ou avec la conscience. — La conscience ? on s'en débarrasse ou on la fait taire si aisément ! Le ciel ? ah ! si ce n'est que le ciel ! comme dit Tartuffe...

Il me répugne de pousser ainsi jusqu'à l'extrême une hypothèse qui, j'en suis sûr, ne se réalisera jamais. Un pareil forfait, s'il se produisait, devrait être tenu pour une de ces monstruosités qu'on ne voit qu'une fois dans un siècle. Mais les erreurs sont aussi redoutables que les forfaits. Une méprise innocente peut aboutir à une inhumation précipitée. Or, du côté des erreurs, je ne vois rien qui me rassure.

Il faudrait, dira-t-on, à cet instrument complaisant ou aveugle d'une vengeance ou d'une cupidité haut placée un certificat signé d'un médecin, et le législateur affirme avec une majestueuse confiance qu'on ne trouvera jamais un médecin qui veuille se charger d'une telle infamie. On irait loin avec des raisonnements pareils, et le code se trouverait aisément simplifié. — Je ne puis m'associer à cette confiance de la loi, et je me demande si ces raisons de sentiment sont faites pour nous tranquilliser tout à fait. J'estime et j'honore tous les médecins, je m'incline devant leur science et je rends hommage à leur bienfaisance, mais c'est à eux à dire s'ils sont au-dessus de la condition de l'humanité. Or, c'est un axiome élémentaire de philosophie morale et une vérité d'expérience, que partout où se rencontre la certitude de mal faire avec impunité, tôt ou tard s'en rencontrera la volonté. Contre l'homme de l'art que vous investissez de la plus délicate de toutes les missions, comme du plus redoutable de tous les pouvoirs, il me faut des barrières, il me faut des garanties, et j'en cherche vainement. Vous n'en sauriez montrer une seule. Quel est-il, ce médecin ? quelles conditions de capacité ou de probité lui imposez-vous ? Où rend-il ses arrêts, qui peuvent être des arrêts de mort ? Dans quelles formes doit-il les rendre ? Qui vous assure qu'il a vu l'individu, qu'il l'a examiné, qu'il le connaît suffisamment, qu'il ne s'est pas trompé sur son état ? Qui vous assure qu'il n'a pas mis sur ce certificat délivré de la main à la main et sous le manteau autant de mensonges ou d'erreurs qu'il y a de syllabes ou de lettres ?

La loi est muette sur tous ces points ; elle n'a prévu qu'un cas de légitime suspicion : celui où le médecin qui certifie l'aliénation et le médecin qui reçoit l'aliéné seraient parents à je ne sais quel degré... Est-ce assez ?

Ainsi, d'un côté comme de l'autre, égale absence de formalités protectrices. Ce premier paragraphe de l'art. 8 est une épée de Damoclès, ou, pour parler comme Saint-Simon, « une meule toujours en l'air » sur la tête du citoyen. Or, on l'a vu, toute la loi est là ; dès lors ce premier point suffit. — La loi a donné mille moyens de prendre l'individu ; la science a maintenant par devers elle mille moyens de ne jamais le rendre ; et pendant que tout le monde peut vous conduire chez les fous, il n'est personne qui puisse vous en arracher. C'est ce que nous allons démontrer tout à l'heure.

VI

Supposons, maintenant, et certes l'hypothèse est permise à qui se souvient de l'article 8, supposons qu'un homme sain d'esprit vient d'être conduit chez les fous par l'effet d'un attentat ou même d'une simple méprise. — La porte se referme, et c'est fait pour jamais. Je dis qu'aucun pouvoir humain ne le tirera de là, ni l'État, ni la magistrature, ni la société, ni la famille, ni l'amitié ; et c'est ici qu'il faut enfin faire connaître une situation qui s'est reproduite mille fois depuis vingt ans, ou plutôt depuis soixante ans, mais qui n'a pas encore été décrite, car je ne sache pas qu'il y ait encore d'exemple d'une victime qui ait survécu pour en raconter toutes les phases. Ces phases sont nombreuses ; elles pourraient s'appeler les cercles d'un enfer anticipé. — Nous allons prendre comme terme moyen un chiffre de cent individus; nous leur ferons parcourir successivement les différentes stations du douloureux voyage ; on verra combien nous en laisserons à chaque pause et combien il en restera quand nous serons arrivés au terme.

Placez-vous dans ce préau ; regardez cet homme qui vient d'entrer, qu'on laisse seul et qui promène des yeux effarés sur ces lieux inconnus, sur ces êtres étranges qui l'entourent. Il arrive en pleine possession de sa raison ; mais quoi ! ne serait-il pas dans une maison de fous? Grand Dieu ! le serait-il lui-même ? S'il ne l'est pas, ne va-t-il pas le devenir ? Il pousse un cri d'horreur, un cri d'effroi !... Il n'en faut pas davantage : sa raison a péri comme foudroyée ; le saisissement a fait de lui un idiot ; la frayeur en a peut-être fait un maniaque épileptique. — Il ne guérira jamais, et pour briser ce roseau qui pense il n'a fallu que quelques instants !... « C'est un moment tragique que celui où l'on se sent devenir fou, le moment où la raison, éclairée de sa dernière lueur, se voit périr et s'éteindre. « Oh ! » ne permets pas que je sois fou, s'écrie le roi Lear ; conserve-moi » dans l'équilibre ! Oh ! non, pas fou, de grâce ! je ne voudrais pas » être fou ! » (Michelet). Vœux impuissants : la folie vient ; elle est venue... Sur cent, dix au moins auront péri dans ce passage de la lumière aux ténèbres, du monde des vivants au séjour des morts.

S'il résiste à cette première épreuve, en voici une autre plus terrible qui l'attend; il succombera dans quelques heures, ou du moins il n'ira pas jusqu'au lendemain. Des hommes aux traits ignobles et durs arrivent pour emprisonner ses bras dans le hideux vêtement des fous. Il faut qu'il endosse la camisole de force, ou bien des mains brutales vont le frapper, sans respect de la dignité humaine; il sera dompté à coups de poings et à coups de pieds, pour être ensuite enchaîné......... « Que voulez-vous? dit une voix doucereuse, c'est le traitement. » .... A l'idée seule de ces cruelles avanies qui ne sent tout son être se soulever ? Mais que dire de celui qui les éprouve ? « Ah ! s'écrie éloquemment M. Odilon Barrot, ce doit être un supplice inouï que de se voir traité comme un fou quand on est sûr de ne pas l'être !... » Encore si les choses se bornaient là ! Mais ce que Napoléon Ier disait du lit des rois est bien plus vrai de celui des fous; ce supplice a pour effet inévitable de tuer la raison irrésistiblement. Il est impossible, matériellement et moralement impossible, de

passer une nuit dans le lit d'un fou sans y prendre la folie. Seulement, cette fois, ce n'est plus un idiot que nous reverrons, c'est un
fou furieux, qui mangera la bourre de son matelas, et bien pis. Sur
cent, trente au moins périssent ainsi.

Voilà la première journée de ce drame lugubre. Or, maintenant
relisons la loi et passons au second ou au troisième paragraphe de
l'article 8, et voyons quels secours, quelles garanties il promet à
l infortuné. Dans les vingt-quatre heures, le médecin de l'établissement doit transmettre à M. le préfet de police ou au préfet du dé-
partement les pièces qu'il a reçues la veille, c'est-à-dire la demande
de la personne qui opère le placement, le certificat du médecin qui
constate la folie, et en outre sa propre déclaration, qui fait connaître
à l'autorité l'état du malade qu'il a reçu. Oh ! pour celui-là, je ne
suis pas en peine de lui : il parle à coup sûr. Si le premier médecin
s'est trompé, je n'ose dire : s'il a fait un faux, le médecin de l'établissement ne se trompe pas et ne trompe personne. Il est certain
qu'au bout de vingt-quatre heures, il a chez lui un fou, un véritable fou. M. le préfet de police peut envoyer un homme de l'art ou
plusieurs hommes de l'art, aux termes de l'article 9. Le délégué de
M. le préfet de police ne se presse pas, il est vrai; sa visite a lieu
dans les trois jours qui suivent. Cette visite ne peut manquer de
constater un cas de folie. La réclusion a nécessairement produit
son effet. Si l'individu n'était pas aliéné, il est clair qu'il l'est à cette
heure. Entre le moment de l'entrée et celui de l'arrivée du délégué
de l'autorité, il s'est écoulé vingt-quatre heures d'abord, puis trois
jours; il en faut mille fois moins pour qu'il survienne un craque-
ment, une dislocation irrémédiable de la pauvre intelligence humaine. Parlons sans feinte. Y a-t-on bien pensé ? Quoi ! trois jours
après vingt-quatre heures, c'est-à-dire cinq jours et surtout cinq
nuits avant que n'apparaisse la première intervention protectrice
de la puissance publique ! On ne saurait croire qu'il y ait là une per-
fidie noire, une scélératesse raffinée; j'ai besoin de me persuader
qu'il n'y a rien de plus qu'une impardonnable étourderie. Mais, en
vérité, ne dirait-on pas que la science, avec une froide précision, a
calculé, montre en main, combien d'heures pouvait durer l'agonie
de l'intelligence, et qu'après lui avoir assigné quatre jours comme
limite extrême, elle a placé au cinquième jour la première ou plutôt
l'unique intervention de la puissance publique, de telle sorte que le
délégué du pouvoir n'aurait plus qu'à enregistrer une mort civile ?
Sur les cent que nous comptions au début, quarante nous restent à
grand'peine.

Tâchons donc, puisqu'il le faut, de patienter avec le détenu
attendons, si cela se peut, pendant cinq jours et cinq nuits, dont

chaque minute équivaut à un siècle, l'arrivée de ce libérateur, de cet ange tutélaire dont la loi nous a ménagé l'appui. Enfin il est annoncé, il arrive, le voilà..... Mais, je ne sais pourquoi, sa première vue ne m'a point rassuré. Il est médecin et c'est M. le préfet de police qui l'envoie! On a remarqué plus d'une fois d'étranges anomalies dans la constitution politique de notre pays comme dans le caractère de notre nation ; mais à coup sûr celle-ci n'est pas la moins singulière. En France, c'est à l'autorité elle-même que se trouve confiée la garde des plus précieuses de nos libertés. Est-ce bien à M. le préfet de police qu'il fallait remettre le soin d'assurer à l'individu la jouissance pleine et entière du plus imprescriptible de tous les droits? Est-ce à ce représentant de l'autorité qu'il fallait laisser le dépôt de la plus délicate de toutes les libertés ? Fallait-il aussi que ce fût l'autorité médicale, à l'exclusion de la magistrature et de la famille, qui absorbât tous les rôles et qui intervînt sans partage comme sans contrôle dans toutes les phases et à tous les moments de cette procédure d'un genre tellement insolite? Je ne vois partout que le médecin, le médecin et encore le médecin. Ce ne sont pas les dissonances que je redoute en pareil cas, c'est l'accord trop parfait. Qui ne sait que l'aspect, le contact des aliénés, l'étude obstinée de l'aliénation déterminent dans les docteurs de cette spécialité une sorte d'illusion d'optique passée à l'état chronique, véritable maladie professionnelle qui leur fait voir partout des fous et mettre partout la folie? Je sais avant de l'avoir lu le rapport du médecin expert; Molière l'a formulé il y a plus de deux cents ans : « Oui, mon cher confrère, *graphice depinxisti*, et si monsieur n'était pas fou, il faudrait qu'il le devînt par la beauté du raisonnement que vous avez fait de sa maladie. »

Il n'en faut donc pas douter, cette première visite n'est qu'un recours illusoire : le médecin délégué par l'autorité administrative n'arrivera que pour confirmer, pour sanctionner un fait accompli. A partir de ce moment, nous entrons avec le prévenu dans une phase nouvelle ; je l'appellerai le second acte du drame et lui donnerai pour titre : *Le traitement par l'isolement absolu.* On va voir se développer les conséquences logiques d'une application imprudente ou perverse de l'article 8.

« Savez-vous, dit M. Salverte, que quand vous placez un homme dans un de ces établissements, vous le livrez à un maître, à un maître dont l'autorité ne souffrira aucun contrôle, à un maître dont l'autorité, répartie entre les individus qui viennent l'aider dans ses fonctions, ne supportera aucune critique ? Quelque plainte qu'élève l'aliéné, toujours la prévention est contre lui ; il montrera des blessures, des cicatrices ; on dira qu'elles sont le fruit d'une rixe avec ses compagnons de malheur, on dira qu'il s'est blessé lui-même ; il faudra qu'il ait mille fois raison de se plaindre pour qu'on daigne une fois examiner s'il n'a pas tort. Et remarquez, messieurs, que la possibilité des abus du pouvoir se renouvelle à tout instant du jour, qu'elle dure tout le temps de la maladie, et qu'en se réalisant, ce qui est bien plus fâcheux, elle peut contribuer à la prolonger et à la rendre incurable. »

Il ne se trompait donc pas l'homme de talent et l'honnête homme qui disait qu'une simple erreur pouvait conduire à une infortune irréparable. Supposez une erreur (et c'est une supposition qu'on peut, qu'on doit même toujours faire, puisqu'une légèreté si criminelle autorise « le placement » sans aucune forme de procès), et donnez-vous par la pensée le spectacle de tout ce qui en résulte.

Et d'abord restituez aux choses leur véritable nom ; dépouillez-les de ce déguisement commode d'expressions philanthropiques sous lesquelles tant de monstruosités peuvent se cacher. Si l'individu n'était pas malade au moment de l'entrée, cette admission, comme vous l'appelez, c'est un guet-apens, un mauvais coup, car la bienfaisance procède exactement comme procéderait la scélératesse ; c'est d'une ressemblance à faire peur. Et ce que vous appelez le traitement, c'est une série d'avanies et de supplices qui transporte en pleine civilisation les horreurs de l'état sauvage et qui réjouirait un Huron. Si l'individu n'était pas malade, je vois d'abord ici un fait de séquestration, crime que le code pénal punit des travaux forcés, accompagné de coups, sévices et mauvais traitements, qui relèvent de la police correctionnelle ou plutôt de la cour d'assises ; ensuite ce docteur, ce philanthrope patenté, qui devient maître de la personne, qui, au nom de l'omnipotence médicale servie par une trentaine de bras vigoureux, ordonne une mise au cabanon, à la camisole de force, prescrit le supplice des douches, pratique des opérations chirurgicales qui peuvent aller jusqu'au trépan inclusivement, ce docteur n'est pas seulement un geôlier, c'est le plus terrible des bourreaux. Ces prétendus infirmiers qui, sous prétexte de soigner le malade, s'emparent de lui, le frappent, l'enchaînent à toute heure du jour et de la nuit, ce ne sont pas seulement les porteclefs d'une prison, les gardes-chiourme d'un bagne, ce ne sont même plus les aides d'un exécuteur des hautes œuvres ou les valets d'un bourreau, ce sont des malfaiteurs à gages, et quelque successeur du Dante pourrait, sans trop d'invraisemblance, les mettre dans un nouveau cercle de l'Enfer pour y remplir l'office des démons.

Si l'individu n'était pas malade, que dire de cette tête de damné que vous voyez là, absorbé dans un si sombre désespoir, ou qui se tord en poussant des cris de rage et qu'on laisse crier parce que, dit-on, c'est un effet de la nature particulière de l'affection dont il est atteint ? — Oui, s'il n'est pas malade en ce moment, ce n'est plus alors un monomane atteint de folie mélancolique ou de folie furieuse, c'est tout simplement la victime à jamais déplorable du plus affreux supplice qu'ait jamais inventé le génie du mal, d'un supplice que n'ont pas trouvé les Phalaris ni les Néron, d'un supplice qu'Alighieri lui-même n'a pas oser rêver. Rapprochez, je vous prie, ces deux phrases, dont l'une est empruntée au discours d'un des défenseurs de la loi et l'autre à tous les traités de médecine. 1° « Le directeur d'un établissement d'aliénés ne peut pas être armé d'une autorité assez absolue, d'un despotisme assez illimité. » 2° « Pour qu'un aliéné soit dûment guéri, il faut qu'il soit assujetti à l'isolement le plus rigoureux. » Tirez maintenant la conclusion : cela veut dire que le malheureux aura passé par tous les genres de torture sans pouvoir résister ni appeler au secours, et que ces tortures auront pu se prolonger indéfiniment, jusqu'à ce qu'enfin sa raison y succombe, car dans cette captivité dévorante il étouffe, il est asphyxié comme l'oiseau sous la cloche de la machine pneumatique, tant on a su habilement faire le vide autour de lui. Examinez les deux côtés, et voyez si la loi n'a pas tout fait pour l'oppresseur et contre l'opprimé.

Remarquez d'abord combien de pouvoirs divers se trouvent accumulés sur la tête du médecin directeur de l'établissement et combien de rôles il joue à la fois. Il est tout ensemble juge d'instruction, procureur impérial, juge en dernier ressort et gardien du prisonnier ou du condamné. Il fait l'enquête, il accuse, il prononce l'arrêt, et l'arrêt sans appel ; il exécute la sentence dans sa propre maison et il vit, il s'enrichit des bénéfices de la détention qu'il a lui-même ordonnée. Ce magistrat nouveau, qui réunit à lui seul les attributions de trois magistrats, est en même temps un industriel dont les intérêts sont diamétralement opposés à ceux de l'individu dont le sort est remis entre ses mains ; et il perd une rente s'il élargit son prisonnier. On ne saurait imaginer un entassement plus bizarre d'incompatibilités flagrantes, ou plutôt on n'a jamais vu pareil renversement de toutes les notions élémentaires du bon sens, de la logique, du droit, de l'équité.

Quoi qu'on puisse dire, il en faudra toujours revenir à la réalité des choses ; cet homme savant, cet homme bienfaisant, c'est après tout et peut-être avant tout un spéculateur qui tient maison de santé ; à côté d'un sacerdoce philanthropique, j'aperçois un métier lucratif qui, comme tous les métiers, a son charlatanisme, ses roueries pratiques tendant à exploiter, sinon à duper le client. La loi affecte de ne pas voir en lui ce caractère, qui me dégage, moi, de tout préjugé superstitieux et m'autorise, pour cause, à me défier de ce trop habile médecin. La loi s'obstine à le croire à la fois infaillible et impeccable; c'est de lui seul qu'elle veut que le pouvoir administratif reçoive des renseignements sur la situation du détenu; c'est lui seul qu'elle appelle à statuer sur sa destinée. Cette confiance me paraît exagérée, et la situation du docteur vis-à-vis de ses malades me rend son témoignage suspect.

« Tous les quinze jours, dit l'article 4, le médecin directeur adresse à l'autorité administrative un rapport sur l'état de l'aliéné...» Mais il met dans ce rapport tout ce qu'il lui plaît, puisqu'il parle seul et sans contradicteur; j'ajoute qu'il parle à coup sûr quand il affirme que l'aliéné ne guérit point, car s'il y a eu détention illégale, son état s'aggrave tous les jours au lieu de s'améliorer. Je me demande donc pour qui cet article peut être une garantie, si ce n'est pour le médecin agent du pouvoir contre la liberté.

Mais voici qui dépasse toutes bornes; aux termes de l'art. 13, c'est le médecin directeur, le médecin tout seul, qui ordonnera l'élargissement du détenu ou prolongera sa captivité en vertu de son pouvoir discrétionnaire; pour qu'il sorte, il faut que le docteur le déclare guéri. Y a-t-on bien pensé? Mais s'il parle seul et sans contradicteur, il ne voudra jamais que son malade se porte tout à fait bien; il va s'ingénier pour le garder encore; n'est-il pas, en effet, juge et partie dans sa cause? n'est-il pas sans cesse placé entre sa conscience et son intérêt? Si ses malades guérissent, voilà un homme ruiné ! il ne lui reste plus qu'à fermer sa maison. Tout cela est monstrueux, mais il y a quelque chose de plus monstrueux encore, c'est l'aveuglement de la société et surtout celui de la justice.

C'est donc contre cette autorité médico-légale exorbitante, contre ce despotisme illimité, qui dépasse celui du planteur sur le nègre ou du maître sur l'esclave antique, qu'il aurait fallu multiplier les appuis, prodiguer les recours, accumuler les garanties. Or, il semble qu'on ait pris à tâche de faire tout le contraire, du moins ce qu'on appelle de ce nom n'en offre que l'apparence, et ce qu'on a l'air de nous donner d'une main, on sait fort bien le reprendre de l'autre.

Mais quoi, dira-t-on, la chose est pourtant bien simple; s'il y a fraude ou erreur dans l'admission du détenu, celui-ci va tout de suite adresser une réclamation à la justice, à sa famille ou à ses amis. Le bon sens le dit naturellement; la loi le dit aussi : art. 4 ou art. 14. Nous avons lu et relu ces articles : mais nous craignons qu'ils ne soient conçus et rédigés avec plus d'adresse que de sincérité : le détenu réclamera; mais pour réclamer il faut ou pouvoir parler ou pouvoir écrire, et l'on oublie qu'il est soumis au régime sévère de l'isole-

ment ; on oublie qu'il a les mains liées , qu'on peut d'ailleurs lui
refuser les moyens d'écrire, qu'on peut enfin garder ou supprimer
sa lettre ; car ce serait supposer trop de naïveté dans l'industriel
et dans ses agents, c'est-à-dire dans ses complices, que de croire
qu'ils feront bénévolement parvenir à son adresse une plainte qui
les livrerait aux mains de la justice ou les exposerait aux poursuites
de la famille. Objectera-t-on que, sans être appelée, la justice va
venir d'elle-même ; qu'elle ne peut pas ne pas étendre sa protection
sur tout citoyen menacé de l'arbitraire, et qu'aucun abus de ce
genre ne saurait se soustraire à ses yeux comme à son bras tutélaire et vengeur? Ceci nous conduit à chercher quelle est la part
qui reste à la magistrature dans l'application de la loi et quel est
l'appui qu'elle peut prêter au citoyen.

VII

Nous avons vu que le détenu était mis dans l'impuissance de
saisir le magistrat : il y avait à faire quelque chose de plus ;
mettre le magistrat dans l'impuissance de se saisir lui-même. Et
voici comment on y a réussi. — Il y a vraiment chez les auteurs
de cette loi ou une inconséquence, une légèreté qui dépasse toutes
bornes, ou une fécondité d'imagination, une surabondance de ressources qu'on ne saurait trop admirer. — Au moment de l'admission, on nous disait : « Procédons avec le plus de célérité, avec le
plus de discrétion possible. » C'est pourquoi la magistrature a été
soigneusement tenue à l'écart : elle est trop lente et trop formaliste.
— Après l'admission on nous dit : « Ménageons l'honneur des fa-
» milles, ménageons la sensibilité, la santé des malades, une pro-
» cédure entraîne toujours un éclat fâcheux ; l'enquête, l'interro-
» gatoire, les visites aggravent l'état de l'aliéné ; et d'ailleurs il y
» a chance de guérir et même très-vite. » Donc on évince la magistrature avant, puis on l'écarte après.... Le Code pénal commandait
autrefois avant la réclusion la mesure préalable de l'interdiction....
L'interdiction se trouve désormais supprimée ou plutôt on va la
remplacer par une interdiction au petit pied, qui ne se fera pas tout
d'abord mais qui viendra peu à peu ; on obtiendra tous les effets de
l'interdiction, et cependant on en aura retranché toutes les garanties, comme l'observait judicieusement M. Isambert. — L'individu
se trouvera insensiblement frappé de mort civile, *capite deminutus,*

sans qu'aucune des formalités qui président à cette terrible exécution ait été accomplie.

Reste au moins un droit de visite, de surveillance qu'on ne peut décemment enlever ; il faut sauver les dehors et garder les apparences, mais on saura s'arranger pour le restreindre et même pour l'annuler. — L'article 4 veut que le préfet et les personnes désignées par lui, le président, le procureur impérial, soient chargés de visiter tous les établissements d'aliénés ; il exige même qu'une fois au moins chaque trimestre les établissements tenus par l'industrie privée soient soumis à la visite du procureur impérial. Je ne sais pourquoi ces précautions si rationnelles, si nécessaires semblent gênantes... « Ah ! messieurs, que de visiteurs, que de visites » ! s'écrie d'un ton de mauvaise humeur M. Chegaray, qui vient de monter à la tribune armé d'un opuscule signé d'un des plus grands noms de la médecine aliéniste, M. Esquirol. Chose assez singulière : c'est un magistrat qui insiste pour que la magistrature soit évincée. Mais que la médecine légale se rassure. La visite du préfet et de ses délégués sera facultative ; c'est un droit dont on pourra user mais qui restera sur le papier, ne craignez pas qu'on en abuse. Il n'y aura d'obligatoire que la visite du procureur impérial. Encore de quelle façon doit-il procéder quand il viendra faire son inspection dans la maison de santé ? Ira-t-il entendre de loge en loge les réclamations de chacun, recevoir et enregistrer les plaintes de tous? Non, vous dit-on quelque part, il s'assurera si les registres sont bien tenus, si les signatures sont légalisées, les rapports à jour et les papiers en règle ; du moment que toutes les formalités légales se trouvent accomplies dans le sens judaïque du mot, on doit se trouver satisfait ; mais qu'on se garde bien d'interroger les malades, il faut respecter leur repos, craindre de donner à ces cerveaux ébranlés quelques secousses fâcheuses... Le médecin vous dira, comme ce fourbe du satirique latin :

.... Noli vexare : quiescit.

Et quand le magistrat insisterait, quand il s'obstinerait à remplir son devoir avec la plus minutieuse sévérité, que découvrira-t-il ? Il verra ce que voyait la grande Catherine lorsque, parcourant les steppes de son empire, elle apercevait des villages en peinture que d'adroits courtisans faisaient enlever chaque soir et reporter plus loin pour le lendemain. Je ne veux pas admettre qu'un magistrat joue jamais le rôle d'un complice, mais j'établirai hardiment qu'il sera toujours condamné à jouer le rôle d'une dupe. Et si quelque scandale éclatait tout à coup, la justice aurait le droit de répondre au pays : « Je n'ai jamais reçu de plaintes et je n'ai jamais rien vu. » Telle est la position que la loi fait au magistrat. L'erreur ou le crime pourraient devenir l'état quotidien, l'état normal de tout établissement de ce genre sans que jamais on s'en aperçût. — Supposez qu'aujourd'hui même le gouvernement ordonne une enquête dans toutes les maisons de fous de l'empire, y eût-il cent abus, je défie qu'on en surprenne un seul. A vrai dire, en effet, il n'y a jamais de réclusion illégale ; toute détention illicite devient légale par cela seul qu'elle a eu lieu ; elle le devient d'autant plus qu'elle se prolonge plus longtemps, et ses propres effets suffisent pour la rendre promptement nécessaire, définitive, irrévocable. — J'ai donc eu raison de dire que, du côté des magistrats, le prétendu aliéné ne devait attendre aucun appui, tant on a su adroitement paralyser leur action. Rien n'honore plus assurément la magistrature que le soin qu'ont pris les auteurs de la loi de la tenir à l'écart. Quelque chose pourtant l'honorerait davantage, ce serait d'avoir énergiquement revendiqué le droit que je suis seul à réclamer pour elle dans l'intérêt de la liberté du citoyen.

VIII

Mais la famille, protectrice naturelle de ses membres : la famille ! où donc est-elle enfin ? Pourquoi l'attendons-nous encore ? Pourquoi la cherchons-nous inutilement ? En effet, à peine la découvrons-nous dans cette longue série de dispositions qui forment le corps de la loi. Sur quarante et un articles, un seul me rappelle qu'elle existe. Encore comment est-il conçu ?... « Art. 14. Avant même que les médecins aient déclaré la guérison, toute personne placée dans un établissement d'aliénés cessera également d'y être détenue dès que sa sortie sera requise : 1° par le curateur ; 2° par l'époux ou l'épouse, etc., etc... » Ainsi, voilà tout ce qu'on accorde à la famille ! on n'a voulu ni l'attendre ni la consulter : on lui permet seulement de redemander, on l'autorise seulement à reprendre celui qu'on lui a ravi. — Tant il est vrai que la préméditation de l'enlèvement, du rapt, du guet-apens semble la pensée fondamentale de la loi. — On n'admet pas que la famille arrive avant la réclusion : elle ne doit arriver qu'après, c'est-à-dire toujours trop tard ; et si le législateur tolère comme par grâce qu'elle puisse redemander l'aliéné, laissez faire le médecin, il saura bien l'empêcher. Ce que l'un permet, l'autre va le défendre, de telle sorte que la famille ne paraîtra que pour donner un consentement forcé à une mesure prise sans elle, malgré elle et contre elle. — On l'a bien prévu d'ailleurs ; elle sera libre de réclamer une sortie, mais elle n'osera plus, elle ne voudra plus : on lui a pris en son absence un homme sain, et an ne remettrait plus en ses mains qu'un insensé. — On est sûr qu'elle le laissera. — Il faut voir comment les choses se passent en pareil cas. Dans une ville située à l'extrémité de la France, à Lille, à Pau ou à Marseille, une femme, une mère reçoit une lettre qui l'informe que son époux, que son fils, arrivé récemment à Paris, vient tout à coup d'y être saisi d'un accès de folie, et qu'un ami de sa famille, ou un ami de l'humanité, l'a fait conduire obligeamment dans une maison de santé ; elle arrive à Paris, court à l'établissement dont on lui a donné l'adresse, demande son mari, son enfant... que voit-elle, grand Dieu?... On lui montre un furieux qui la menace, ou un idiot qui la regarde avec ce rire qui est le plus affreux de tous les contresens... Il était bien vivant quand il est entré là, c'est parce qu'il y est entré qu'il a perdu l'esprit... elle remercie, paye un premier trimestre, et s'éloigne le cœur navré pour la vie. Mais si la raison du malheureux a survécu, que croyez-vous que fera cette femme, cette mère? On n'aura garde de lui montrer celui qu'elle redemande en pleurant : on lui opposera inflexiblement la théorie de l'isolement absolu : on la prendra par son affection et par sa douleur même ; on lui dira que sa présence troublerait l'effet des remèdes, déterminerait une commotion ou provoquerait une rechute qui ne laisserait plus aucun espoir de guérison... L'infortunée se résigne : quoiqu'il en coûte à son cœur, il le faut bien.—Un peu plus tard elle reviendra, même réponse. Et pendant ce délai, le prétendu malade, loin de guérir, s'enfonce chaque jour d'un degré de plus dans la démence...

J'ai l'air de conjecturer, et je ne fais que raconter. Je pourrais citer l'exemple d'une pauvre femme de province, à laquelle une erreur bien intentionnée avait dérobé son mari par le procédé médico-légal que j'ai décrit. Les personnes les plus respectables l'avaient cru sérieusement malade, et, trompées par le préjugé régnant, l'avaient fait enfermer pour le rendre à la raison. Avertie de son malheur, elle arrive à Paris le lendemain même de la réclusion... Qui le croirait? Deux mois et demi s'étaient écoulés, et cependant elle n'avait pas encore obtenu la permission de voir son mari une première fois. Il fallut pourtant qu'on se décidât à le lui montrer, et on le lui montra tel que l'avaient fait deux mois et demi d'une captivité atroce. Elle eut peine à le reconnaître ; on lui dit qu'il ne guérissait point ; elle le crut, et peut-être avait-elle raison ; on lui dit qu'il ne guérirait jamais ; elle le crut encore ; et si ce dernier n'eût pas conservé assez de présence d'esprit pour provoquer l'intervention inattendue d'un honnête homme qui le tira immédiatement des mains de la philanthropie officielle, sa femme allait quitter Paris après l'avoir fait conduire à Charenton pour qu'il y fût enfermé comme incurable jusqu'à son dernier jour. Qu'on interroge l'ancien prisonnier de la médecine légale, et l'homme de bien qui le délivra ; leur déposition jettera un jour immense sur les effets de la loi ; elle montrera surtout quelle part dérisoire est réservée à la famille.

Qu'on nous parle donc maintenant de l'article 14 ! Oui, sans doute, aux termes de cet article, la malheureuse dont nous venons de raconter l'histoire avait le droit de reprendre son mari ; elle le redemandait instamment ; mais que répondit la médecine? Qu'elle était libre, assurément, de le reprendre fou, mais qu'elle ferait beaucoup plus sagement d'attendre qu'on le lui rendît guéri. Seulement, il y avait une condition absolue, inexorable pour obtenir une guérison aussi prompte que radicale... C'était de ne pas le voir, c'était surtout de ne pas lui parler. Ce mensonge, en plein XIX° siècle, réussit ; il réussira toujours, dans l'état de perplexité désolante où une pareille situation jette la famille. Que l'opinion publique soit un instant saisie de la question, on verra combien de faits semblables se produiront sur-le-champ et du même coup.

IX

Nous venons de montrer à quelles conséquences peut conduire la théorie de l'isolement absolu ; on a vu quel parti un pouvoir ennemi de la liberté individuelle peut en tirer pour tenir à distance, pour frapper d'une impuissance égale la magistrature et la famille. Abandonné par la justice, délaissé de ses parents, de ses amis, qu'on écarte sous le même prétexte, que deviendra le détenu, face à face avec lui-même, ou avec une troupe d'insensés?... Les heures, les jours, les mois se succèdent avec une désespérante lenteur, et, dans ce milieu vertigineux, dans cette atmosphère contagieuse, saturée, pour ainsi dire, des miasmes de la folie, que l'on ne respire jamais impunément, et que Napoléon lui-même, visitant Bicêtre, sentait monter à son cerveau, la tête s'exalte et se perd ; l'imagination enfante des monstres ; et d'ailleurs, la réalité n'est-elle pas plus effrayante mille fois que tout ce que l'imagination peut former ? Le système cellulaire lui-même, quoiqu'on l'ait appelé d'un mot trivialement énergique, la guillotine de l'esprit, ne produit pas des effets plus désastreux ni plus sûrs. Au fond de sa cellule, où il subit la peine du confinement solitaire, le prisonnier, du moins, reste tranquille et respecté. Mais ici, à l'isolement qui le sépare du monde des vivants, se joint, pour le captif, la nécessité de vivre au milieu d'une bande de fous ; il a peur de leurs yeux hagards ; il craint à chaque instant leurs caprices cruels, leurs fantaisies bizarres, qui peuvent aller jusqu'à l'homicide... Avant peu, il sera semblable à ceux qui l'entourent. Si sa raison n'a point péri de mort violente dans les premiers moments qui suivent la réclusion, elle périra de mort lente dans les quinze jours, dans les vingt, dans les trente jours ; elle va s'atrophier, se consumer, s'éteindre à petit bruit dans les angoisses de la peur, de l'incertitude, de l'attente indéfinie : l'effet reste toujours le même, la créature raisonnable est détruite.

Qu'est-ce donc, en définitive, que la théorie de l'isolement absolu ? Rien peut-être, qu'un nom médical donné à la domination la plus absolue de l'homme sur l'homme, ou plutôt à la plus cruelle comme à la plus ingénieuse des tortures. Les Lenoir et les Sartines auraient battu des mains s'ils avaient connu cette invention. Du reste, si le nom est nouveau, on peut dire que la chose est ancienne. Livie et Agrippine l'appliquaient déjà autour du lit de mort d'Auguste et de Claude :

> Ses gardes, son palais, son lit m'était soumis,
> Je lui laissai sans fruit consumer sa tendresse,
> De ses derniers soupirs je me rendis maîtresse ;
> Mes soins en apparence épargnant ses douleurs
> De son fils en mourant lui cachèrent les pleurs.
> Il mourut, mille bruits en courent à ma honte.
> J'étouffai de sa mort la nouvelle trop prompte.
> Par mes ordres trompeurs tout le peuple excité
> Du prince déjà mort demandait la santé.

Mort comme Claude ou fou, qu'importe ? Il n'en est pas moins perdu pour la société et pour les siens.

Voyez dans un faubourg écarté cette maison qu'entourent de toutes parts de vastes enclos, des jardins, des bosquets... rien ne la distingue des autres maisons, si ce n'est d'épais grillages ou des barreaux de fer scellés dans le mur des fenêtres qui donnent sur la rue du faubourg... Une inscription en lettres d'or au-dessus de la porte apprend aux passants que cette maison est consacrée au soulagement de l'humanité souffrante... Le docteur qui la dirige est, dit-on, un homme aussi bienveillant que savant ; on l'estime fort dans le quartier et dans la cité ; jamais aucun mauvais propos n'a circulé sur les gens qui le servent. Eh bien ! à peine avez-vous franchi ce seuil, que vous vous trouvez, comme par enchantement, transporté à plus de six mille lieues de la France, de l'humanité. Les lois ordinaires expirent et s'arrêtent désarmées devant cette porte. Derrière ces murs, plus inaccessibles que les monastères les plus sévèrement cloîtrés, plus impénétrables que le saint des saints ; la science a trouvé le moyen de créer, au milieu même de la civilisation, un monde factice et inabordable. Avec les secrets formidables dont elle a le monopole, elle peut changer l'homme en bête, comme Circé ; ou bien elle le rendra invisible à tous les yeux, quoique présent, ou bien elle le métamorphosera tellement, que l'œil même d'un père ne le reconnaîtra plus. Le prisonnier que vous apercevez collé à ces barreaux, et que vous ne songez pas même à aller secourir, peut bien dire comme l'homme de douleurs de l'Ecriture : « O vous tous qui passez par ce chemin, regardez et voyez s'il y a une douleur qui ressemble à la mienne. » Sa voix, si elle arrive jusqu'à nous, meurt sans écho ; on n'a jamais rien entendu dire de pareil à ce qu'il raconte : on ne croit pas que de tels méfaits soient réels, qu'ils soient même possibles, tant ils seraient monstrueux, tant ils seraient en contradiction flagrante avec l'état de nos mœurs... Nous entrons ici dans la troisième phase de la situation que j'ai entrepris de faire connaître. Nous voici arrivés à la troisième et dernière journée du drame ; mais, sur cent, combien peu vont jusque-là ! — Dix à peine ont survécu... Encore dans quel état les trouvons-nous ? L'intelligence, aux trois quarts éteinte, jette à peine quelques lueurs douteuses. On dirait les misérables que Platon nous peint perdus dans les profondeurs d'une caverne, d'où ils aperçoivent seulement un rayon, un éclair de la lumière du jour.

X

Admettons, par impossible, que la raison, après un mois, après deux mois, n'ait pas succombé ; admettons que le sang-froid, la patience, la prière surtout l'aient sauvée jusqu'ici, j'ose affirmer que le détenu ne pourra pas davantage ressaisir l'existence et la liberté. Le secret vient d'être levé, de gré ou de force ; le voilà enfin en présence d'un magistrat, que dis-je ? il revoit ses amis ; il

revoit ses proches ; — son cœur déborde ; il se plaint ; il dénonce
la machination infâme qui l'a précipité dans ce lieu de tourments....
mais quoi? Il n'est plus muet ; c'est vrai ; mais il parle à des sourds
qui se bouchent les oreilles pour ne pas l'écouter. Nouvelle et terrible situation que nous n'avions pas prévue, que nous ne soupçon-
nions pas, et dont il nous reste à montrer les péripéties. Ne pouvoir parler, ne pouvoir se plaindre, c'est là sans doute quelque
chose d'affreux ; mais pouvoir se plaindre sans réussir à se faire
croire, sans réussir à se faire comprendre... Quand on en est
arrivé là, on a, pour ainsi dire, touché le fond de l'abîme de la
souffrance humaine.

La tyrannie au moyen âge ou dans l'antiquité n'avait imaginé
rien de mieux pour étouffer les cris des misérables, que de les plon-
ger dans des culs de basse fosse ou de les enserrer entre des murs
de vingt pieds d'épaisseur, qui absorbaient, qui éteignaient leurs
derniers soupirs. Il y a quelque chose qui étouffe bien plus sûrement les cris qu'un mur d'airain ou que des oubliettes sans fond,
c'est l'incrédulité savamment obtenue, savamment cultivée. La
présomption de folie, entre des mains habiles à l'exploiter, conduit
à des résultats inouïs. Nous avons vu les effets de la réclusion sur
l'individu qu'on enferme dans une maison d'aliénés ; étudions maintenant les effets que produit sur la famille et sur la société tout
entière l'idée, la supposition que cet individu est frappé d'aliénation mentale. Dites et faites dire d'un homme, fût-il des plus haut
placés dans le royaume des intelligences : « Il est fou ! » que cette
terrible nouvelle soit lancée et répétée par des personnes en apparence désintéressées et même amies, voilà un homme à jamais
perdu : vous avez jeté sur lui une chape de plomb ; surtout si une
séquestration prolongée, qui coupera court à toute discussion
comme à tout démenti, permet à cette idée de faire son chemin dans
le monde, de pénétrer, de s'enraciner dans tous les esprits, et de
prendre définitivement possession de la raison publique. — Ac-
cueillie par la crédulité, grossie par la sottise, commentée perfide-
ment par la malveillance, cette médisance ou cette calomnie forme
bientôt un état de l'opinion contre lequel il ne sera jamais donné à
l'individu de prévaloir ni même de réagir, car, à partir de ce moment, tout le monde le voit à travers un prisme qui le défigure. Et
je ne parle pas seulement des niais malintentionnés, mais aussi de
cette minorité qu'on appelle le public intelligent et bienveillant ;
quoi qu'il puisse dire, cette minorité l'accueille avec défiance. Fût-il
même rendu au monde, fût-il depuis longtemps rendu à la société,
y eût-il donné pendant dix ans, pendant vingt ans, les preuves
constantes d'une raison qui n'a jamais failli, peu importe : sa parole

reste toujours suspecte : ce sera même de la part de ses ennemis le comble de l'habileté de se placer sur le terrain des faits invraisemblables, et de dépasser à son égard les limites de la perversité ordinaire : plus il sera dans le vrai en les dénonçant, moins il réussira. Tout ce qui excède le niveau des idées communes ou qui sort du cercle des actes accoutumés devient de moins en moins croyable en passant par une telle bouche ; l'accusation qu'il élève contre ses persécuteurs retombe sur lui de tout son poids ; l'arme qu'il tourne contre eux ne sert qu'à le blesser lui-même. Que sera-ce si c'est du fond même d'une maison de fous que s'élève cette plainte si étrange ? Jamais on n'écoutera le prétendu aliéné ; on n'aura d'oreilles que pour le médecin. — Ce magistrat qui le visite, et le laisse parler avec bonté sans l'interrompre, n'en reste pas moins incrédule : la médecine l'a dit : « Tous les aliénés se plaignent, tous réclament contre leur détention, » et en effet, tous ceux qu'il vient d'interroger se croient aussi victimes d'un complot ; la protestation la plus légitime et la mieux fondée se perd au milieu de toutes ces protestations extravagantes. « Et d'ailleurs, continue l'homme de l'art, entre un aliéné et un homme sain la différence est imperceptible ; je m'y trompe parfois moi-même, » ajoute-t-il avec un faux air de bonne foi ; puis il citera des faits curieux de ce genre empruntés à son expérience ; il en montrera dans ses livres qui ne sont ni moins curieux ni moins décisifs... Si la foi du magistrat a pu être un instant ébranlée, elle cède bien vite aux arguments du docteur. Et l'homme de la loi s'éloigne pour ne plus revenir.

Or, si la justice et la police elle-même, avec leur froide pénétration et leur finesse inquisitoriale, sont trompées les premières par les mille stratagèmes de la science, que voulez-vous que devienne la famille ignorante, et d'ailleurs accablée par une nouvelle qui la rend presque aussi folle que le malade, et qui ne lui laisse ni la netteté, ni la liberté de son jugement ? — Ç'a été de la part des auteurs de la loi une profonde et détestable habileté de ne faire venir la famille qu'après l'admission, c'est-à-dire de la placer sous le coup d'un fait irrévocablement accompli. Si le détenu est livré pieds et poings liés aux brutalités de la force, ses parents à leur tour sont abandonnés sans défense à toutes les séductions de la ruse. La crédulité prend alors des proportions énormes ; ces fictions comiques, que tout le monde sait par cœur, se reproduisent dans la réalité avec la différence du plaisant au tragique, et parfois du grotesque à l'horrible. Atterrés sous un malheur dont ils ne croient pas devoir douter et dont ils ne peuvent même pas s'assurer, absorbés par le désir et par l'espoir d'une guérison qu'on leur montre encore comme possible, courbés comme la société tout entière sous l'autorité de l'art, qui leur apparaît comme un libérateur, tandis qu'il est un ennemi, ces gens naïfs se hâtent d'abdiquer tous leurs droits entre les mains du médecin, qu'ils ne connaissent pourtant que de renommée ; ils lui remettent sans examen tout ce qu'ils ont de plus cher ; ils lui permettent, que dis-je ? ils le prient de le martyriser, s'il le faut, pour le rendre à la raison, c'est-à-dire à l'existence ; ils renoncent même, dans l'intérêt de sa guérison, à l'unique consolation de leur infortune, celle de le voir, celle de l'entendre, de lui parler ; ils se condamnent au supplice d'une séparation qui doit, à ce qu'on leur assure, tourner au profit de sa santé... Puis, quand au bout de quelques mois, l'homme de l'art vient leur dire que ses soins ont échoué, quand ils se retrouvent enfin face à face avec ce frère, ce fils, cet époux, quel spectacle !... Il se plaint, il accuse le médecin, il accuse tout le monde ; il parle avec volubilité, avec feu ; ces regards, ces gestes, ces propos bizarres, cet accent animé ne prouvent que trop qu'il est fou. — S'exprime-t-il avec calme, l'empire même qu'il garde sur ses impressions tourne contre lui : c'est qu'il délire à froid, et alors il est incurable. — Plus il lutte pour obtenir sa liberté, plus il trouve des cœurs endurcis... La famille reste muette de stupeur ; elle lève les yeux au ciel et se retire effrayée, consternée. Le docteur dit que tout espoir est perdu ; elle le croit ; comment ne pas le croire ? — Peut-être reviendra-t-elle encore une fois, deux fois ; la scène ne changera guère, et alors les parents ne reviendront plus. L'infortuné sera enterré tout vivant, sans pouvoir jamais lever la pierre de son sépulcre. Ainsi, au moyen d'un malentendu, la vengeance aura pu réaliser ce souhait féroce d'Othello : « Je voudrais le tenir mourant sous ma main pendant neuf ans entiers ! » Puisse le Dieu de miséricorde lui envoyer promptement la mort physique, bien moins horrible qu'une telle vie !

XI

Voilà ce qu'on trouve au fond de ce prétendu chef-d'œuvre qu'on appelle la loi des aliénés, quand on le décompose par l'analyse. Arrêtons-nous maintenant et jetons un coup d'œil sur le chemin que nous avons parcouru. J'ai démonté, pour ainsi dire, pièce à pièce, les divers rouages de cette machine d'invention récente, et j'ai ensuite montré comment elle fonctionne dans des ténèbres impénétrables, que n'a percées jusqu'ici que l'œil de Dieu. J'ai compté tous les fils de cette toile d'araignée tendue, on le croirait, avec un art atroce et implacable. J'ai prouvé qu'en combinant certaines données psychologiques et médicales avec quelques dispositions législatives, on arrivait à un système d'incarcération qui laisserait bien loin derrière lui les anciennes lettres de cachet. — On a vu que l'article 8 justifiait à lui seul toutes les craintes et tous les pressentiments qu'exprimaient, il y a plus de trente ans, les adversaires de la loi. On a pu se convaincre qu'une fois cet article admis, la porte restait ouverte à toutes les erreurs, comme à toutes les fraudes, et que toute fraude était couronnée d'un succès certain, toute méprise se changeait en un malheur irrémédiable. On a dû reconnaître combien étaient vaines toutes les garanties qui reposaient sur l'intervention de la société, de la magistrature ou de la famille, et l'on s'est expliqué sans peine pourquoi la justice n'a reçu encore aucune plainte partie d'une maison de fous, attendu que, dans le premier des cas que nous avons signalés, la plainte serait nulle ou sans objet, qu'elle serait impossible dans le second, impuissante et inutile dans le troisième, et qu'ainsi, pour l'infortuné qui tombe dans cet abîme, il ne reste plus qu'à se donner la mort ou à l'attendre... Et de là nous avons conclu et dû conclure qu'il peut se commettre en France des crimes quotidiens dont personne n'a pourtant le soupçon, ni même l'idée, et que la justice elle-même juge impossibles, parce que la science a su les rendre insaisissables.

Pour se faire une idée des crimes que peut produire en ce genre une mauvaise législation sur les aliénés, il faut voir ce qui se passe en Angleterre. La Grande-Bretagne a été surnommée depuis longtemps *la terre classique des fous;* elle est aussi la terre classique de l'exploitation de la folie. Dans ce pays de l'*habeas corpus*, l'attentat à la liberté individuelle, la séquestration arbitraire est devenue une science et un art ; peu s'en faut qu'elle n'ait pris rang parmi les institutions ; elle a, du moins, suscité une industrie *sui generis*, exécrable industrie, qui s'enrichit, comme le fleuve infernal des anciens, des pleurs des malheureux, et dont la spécialité consiste à faire des prisonniers en cultivant une branche nouvelle de l'art de faire des dupes. Chaque année, j'allais dire chaque jour, des existences s'engloutissent en silence, sans vengeurs comme sans témoins, dans les mad-houses, où l'on pratique concurremment, et par les mêmes moyens, l'art de détruire et de restaurer la raison de l'homme. Quel en est le nombre ? nul ne le sait ; les fous ne reviennent pas plus que les morts, et leurs prisons sont muettes comme la tombe. Un citoyen disparaît; on dit, on répète qu'il est fou : « Ah! c'est un grand malheur! » répond la société, la famille elle-même. Dieu, l'enfer et quelques scélérats dignes d'en être, savent seuls que ce fut un forfait. Forfait nouveau, qu'on pourrait appeler une découverte de génie et qui mériterait à son inventeur une statue... élevée par la main du bourreau. La production artificielle de

la folie a remplacé l'homicide. Ce genre d'assassinat, qui introduit,
pour ainsi dire, le spiritualisme dans le meurtre, et qui détruit
l'ange en laissant vivre la bête, n'a pas encore de nom dans notre
langue, parce que nous aimons à croire qu'il n'est pas encore
entré dans nos mœurs ; un jurisconsulte allemand, Zachariæ, l'a défini éloquemment en latin : *Delicta in vires mentis humanæ*, attentat à la raison humaine. — C'est peut-être cet attentat que le Sau-
veur des hommes a déjà prédit et maudit dans l'Évangile, il y a
près de deux mille ans, quand il prononçait ce mystérieux ana-
thème : « *Qui dixerit fratri suo Raca, is est fatue, reus erit ge-
hennæ ignis.* » L'homicide dont je parle a sur le meurtre ordinaire
cet avantage immense, qu'il efface sa trace et se dérobe à toute
poursuite, car il est absous par le succès et s'ensevelit, en quelque
sorte, dans son triomphe. Il n'y a pas de sang à laver, pas de ves-
tiges de violence ou d'emprisonnement à faire disparaître ; que dis-
je ? l'assassin, loin d'être inquiété, reçoit les remercîments et l'ar-
gent de la famille ; chaque victime qu'il fait l'enrichit ; ce cadavre
vivant, ce fantôme d'où s'est retirée la meilleure portion de la vie,
paye une grosse pension pendant vingt ans, pendant trente ans... De
là peut-être cette progression toujours croissante qu'on remarque
avec effroi dans le nombre de la population des aliénés en Angleterre et même ailleurs. Faudra-t-il inscrire désormais dans les statistiques d'aliénés une catégorie de fous qui ont perdu la raison par
le crime de l'homme, et quel est le chiffre que peut atteindre cette
catégorie ? On s'arrête devant cette question comme sur le bord d'un
abîme.

Plusieurs romanciers anglais, dans des peintures vives et sai-
sissantes, ont signalé à l'attention publique cette plaie de la législation de leur pays. Aucun ne l'a fait avec plus de talent et avec plus
de succès que l'auteur du beau roman *The hard cash*, réquisitoire
brûlant contre les médecins aliénistes et les établissements d'aliénés. « Nous y voyons défiler devant nous, dit M. Forgues, qui l'analyse éloquemment, une série de tableaux trop horribles, il faut l'espérer, pour qu'on puisse les croire fidèles ; trop précis en revanche,
trop minutieusement détaillés, tracés d'une main trop ferme et trop
sûre, pour qu'on en méconnaisse l'authenticité partielle. Tortures
physiques, tortures morales sont accumulées à plaisir dans ces sé-
jours maudits, qu'on nous représente comme peuplés de bourreaux
et de victimes. Moyennant quelques formalités facilement remplies,
moyennant certaines connivences obtenues sans trop de peine, la
maison d'aliénés reçoit et garde à jamais, privé de toute communi-
cation avec le dehors, le malheureux dont une famille opulente voudrait se débarrasser sous prétexte de folie. S'il n'est pas insensé

lorsqu'il y entre, des médecins complaisants, au service de directeurs avides, se chargeront de *le mettre au pair*, c'est-à-dire de
troubler sa raison à grand renfort de stupéfiants et de drasti-
ques... » Je n'achève pas ; je renvoie le lecteur au roman, mais je
dois faire remarquer que ce roman est bien près d'être de l'histoire.
Écoutons ce que disait en France, à la Chambre des députés, il y a
un peu plus de trente ans, M. Eusèbe Salverte, que nous ne devons
pas nous lasser de citer :

Permettez-moi, messieurs, de vous citer un exemple historique et dont
j'ai la certitude, parce que j'ai tiré mes renseignements de documents
imprimés par l'ordre de la Chambre des communes d'Angleterre. Des
hommes bienfaisants et tenant le premier rang dans la société avaient
fondé à York un asile consacré aux aliénés. Des souscriptions considéra-
bles en couvraient tous les frais ; les hommes les plus respectables étaient
chargés de le visiter, et s'acquittaient fréquemment de ce devoir. Le chef
de l'établissement réunissait toutes les qualités désirables. Les choses al-
laient si bien, que, peu à peu, les visites furent moins fréquentes ; on
finit par s'en rapporter uniquement au directeur et, quand il se retira, au
successeur qu'il avait choisi.

Pendant longtemps, la réputation de l'établissement fut telle, qu'il reçut
des personnes de la plus haute société. Pendant longtemps, l'opinion gé-
nérale repoussa les bruits qui s'élevaient de temps en temps pour indi-
quer quelques abus qui avaient pénétré dans l'établissement. Enfin, le
hasard, le hasard seul, fit qu'un magistrat fut forcé de concevoir des
soupçons sérieux. Il les fait connaître, il est taxé d'injustice ; il insiste,
parce que de nouvelles apparences sont venues les confirmer ; on crie *à
la calomnie !* Un seul moyen lui reste, c'est d'engager soixante-trois personnes à souscrire, comme lui, pour une somme de 300 francs, ce qui
donne droit à faire partie du conseil des directeurs de l'asile. Une fois entrés, ils commencent leur inspection ; mais des difficultés sans nombre,
des obstacles toujours nouveaux s'opposent au succès de leur zèle. Il
fallut recourir à l'autorité du Parlement, qui ordonna une enquête ; il fallut employer presque la force, et alors, vous n'avez pas l'idée des désor-
dres, des crimes mêmes qui se révélèrent. Des femmes jeunes dans l'état
d'aliénation mentale erraient dans des corridors où des gardiens de trente
ans étaient sans cesse ; des vols énormes étaient commis au préjudice des
infirmes de l'établissement ; les aliénés pauvres étaient frappés, maltrai-
tés, au point qu'il y a lieu de croire que plusieurs avaient cessé de vivre
par suite des cruautés dont ils avaient été victimes.

Et pourtant, messieurs, c'était là un établissement fondé sous les aus-
pices les plus favorables, et qui avait, pendant plusieurs années, prospéré
de la manière la plus désirable ; seulement, l'estime publique, en exagé-
rant la confiance, avait rendu les visites moins fréquentes, puis on les
avait considérées comme peu nécessaires ; on les avait laissées tomber en
désuétude, et au bien succéda un mal immense qui ne fut révélé que

par une suite de circonstances dont on ne pourrait toujours espérer le renouvellement. (*Moniteur de* 1867. — Séance du 5 avril.)

Ces crimes clandestins auraient-ils passé le détroit ? Se seraient-ils naturalisés en France sous la protection d'une légalité menteuse à laquelle pourrait s'appliquer le mot fameux : « La légalité actuelle nous tue » ? La science officielle nie le fait avec une intrépidité imperturbable ; mais, aux dénégations persistantes de la science officielle, la conscience publique répond tout bas, et même tout haut, par des protestations qui, chaque jour, s'accentuent davantage. Il y a des noms qui sont dans toutes les bouches ; il y a eu devant les tribunaux, même à Paris, des débats dont il a fallu interdire le compte rendu en France, mais qui ont été connus de toute l'Europe. L'écho en est arrivé jusqu'au Corps législatif. MM. Lanjuinais, Guéroult, Ernest Picard, ont interpellé le gouvernement et n'ont pas été réfutés ; déjà, au Sénat, M. le comte de Barral, et surtout Mgr le cardinal archevêque de Bordeaux, avaient fait entendre de bien graves paroles. Ce qui prouve que la discussion reste toujours ouverte sur cette question, c'est qu'une commission vient d'être nommée par le gouvernement. Nous sommes sûr que les hommes éminents dont elle se compose voudront tout savoir, et qu'ils auront le courage de tout dire. En attendant que cette commission ait commencé ses travaux, qu'il nous soit permis de lui soumettre quelques considérations que sa haute sagesse appréciera, en même temps qu'elles seront jugées par l'opinion publique.

XII

La législation qui régit les aliénés doit être refaite, selon nous, depuis le premier article jusqu'au dernier, parce que les garanties scientifiques qu'elle donne à la liberté individuelle ne sont pas moins nulles que les garanties légales dont nous croyons avoir démontré l'insuffisance. La loi du 30 juin 1838 ne saurait subsister plus longtemps, parce qu'elle a pour base un diagnostic capricieux qui ouvre la porte à des erreurs quotidiennes, et une thérapeutique insensée qui fait mille fois plus de fous qu'elle n'en guérit. C'est sur ces deux points qu'on ne saurait trop insister. Chose étrange : on a permis à la médecine aliéniste de faire une loi, et on n'a pas songé à lui demander si elle avait fait une science ! La loi a dit son dernier mot depuis trente ans ; la médecine a-t-elle dit le sien ? A-t-elle dit seulement le premier mot en cette grave maladie, et que faut-il penser d'une loi dont le fondement, dont le *substratum* est une science à l'état d'ébauche ? — A-t-on défini la folie ? La folie a-t-elle

des caractères certains qui la distinguent de ce qui n'est pas elle?
N'est-elle pas tout ce qu'on veut? Ne la met-on pas où l'on veut?
Où commence le sens propre, où s'arrête le sens figuré? Y a-t-il une
règle, des jugements, une pierre de touche, un critérium infaillible?
Y a-t-il des remèdes qui s'appliquent à tous les cas avec une égale
chance de succès? Hippocrate dit oui, et Galien dit non; ou plutôt,
Hippocrate et Galien ne savent pas bien ce qu'ils disent, et savent
encore moins ce qu'ils font. — Or, qu'on se figure un corps de magistrats prononçant des sentences, sans avoir sous les yeux ou dans
l'esprit un code dont ils sont tenus d'appliquer les articles, et dans
lequel la société doit pouvoir lire aussi clairement qu'ils y lisent
eux-mêmes. Je vois devant moi des philanthropes estimables, des
observateurs sagaces, des praticiens expérimentés, mais il me faut
quelque chose de plus : j'ai besoin de savoir si, de leurs efforts col-
lectifs, est enfin sorti un corps de doctrines, un petit nombre de
principes certains, inattaquables comme les axiomes de la géomé-
trie, clairs et précis comme les articles d'un catéchisme ou d'un
code, lesquels constitueront ce livre de la loi, dans lequel les juges
trouvent leur jugement tout formulé, et les justiciables leur sort
écrit d'avance. En sommes-nous là? Il s'en faut du tout au tout.
Or, ne l'oublions pas, ce qui s'appelle dans la science le vague ou
l'équivoque, transporté dans la légalité, prend tout de suite un autre
nom, l'arbitraire. — Le problème philosophique doit être ici le problème social par excellence, car la confusion du certain et de l'in-
certain aura des effets identiques à la confusion de l'innocent et du
coupable. Si la folie n'est pas définie rigoureusement, les variétés
de la folie, élastiquement interprétées, équivaudront à des catégo-
ries de suspects, dans lesquelles personne ne sera sûr de ne pas se
trouver compris. Permettez, par exemple, à l'école aliéniste d'élever à la hauteur d'un principe de jurisprudence cet aphorisme qui
peut mener si loin : « Entre un individu sain d'esprit et un aliéné,
la différence est nulle; elle n'est visible qu'à l'œil de l'homme de
l'art. » Voyez, je vous prie, de quel despotisme illimité l'homme de
l'art se trouve investi. Voyez quel tyran ou quel suppôt de tyrannie
peut recéler un médecin, et dites-moi s'il y a un seul Français qui
puisse se promettre de ne pas aller coucher ce soir à Charenton ou
à Bicêtre...

En France, il a toujours été permis de parler librement et même
légèrement des médecins. C'est en quelque sorte une de nos plus
vieilles franchises nationales, et l'on a remarqué que la plupart des
bons esprits et même des grands esprits de notre pays ont été scep-
tiques à l'endroit de la Faculté. Il s'est produit à cet égard dans
l'opinion publique une révolution singulière, dans laquelle il nous

est impossible de voir un progrès. Le rapport de M. le sénateur Suin sur les pétitions relatives à la législation des aliénés restera pour montrer jusqu'où peut aller la croyance superstitieuse au dogme de l'infaillibilité médicale. Ce qu'il y a d'étrange, c'est que tous les collègues de M. Suin ont répété avec lui : « Le maître l'a dit », et n'ont rien demandé de plus. Se peut-il que le premier corps de l'Etat soit resté muet sur une pareille question, et que le président de cette haute assemblée, l'un des premiers jurisconsultes de notre temps, M. Troplong, n'ait pas trouvé un seul mot à dire, lui qui, dans son *Commentaire sur le code civil* (Des donations entre vifs et des testaments, t. II, p. 35), écrivait cette page d'une raison si fine et d'un bon sens si supérieur : « ..... Je ne veux pas que la médecine légale argumente de quelques symptômes pour transformer une susceptibilité maladive, une surexcitation éphémère, un trouble superficiel, en une de ces altérations profondes qui abolissent la raison. Il faut l'avouer, ce que j'ai vu et entendu de certains médecins, dans ma carrière judiciaire, dépasse toute croyance ; il n'y a pas un homme que l'on ne pourrait déclarer monomane en les écoutant. Si Pascal n'était pas mort, il devrait prendre garde à lui, car je connais maint docteur qui le tient pour halluciné. Socrate est bien heureux d'être venu sitôt ; il a péri, du moins, avec la réputation du plus sage des hommes, tandis qu'on pourrait bien trouver, dans plus d'un savant écrit médical, qu'il était à peu près monomane avec son démon familier. Enfin, faut-il le dire, combien n'ai-je pas vu de consultations qui rappellent trait pour trait les scènes de notre divin Molière ! Un mouvement nerveux dans le visage, un tic familier, une manière de parler, un geste, un mot, les choses les plus simples et les plus naturelles étaient tournés en diagnostic et pronostic, comme la *sputation fréquente* de M. de Pourceaugnac. Et l'on voudrait que nous autres juges, qui tenons dans nos mains la liberté et la capacité civile des personnes, nous fissions dépendre de si frivoles symptômes ces grandes questions où sont engagés l'honneur des familles, la succession des biens et les droits les plus chers à l'homme ? »

Il n'y a rien à ajouter à de telles paroles ; mais qu'en faut-il conclure ? C'est que, de la façon dont les choses se passent dans l'état actuel de la législation, il peut y avoir autant de bévues que d'arrêts de la puissance médicale, et autant d'inhumations précipitées que de bévues.

XIII

Mais c'est surtout dans la thérapeutique qu'une révolution radicale est devenue nécessaire. Qu'est-ce, en définitive, que la loi des aliénés? Pas autre chose que la thérapeutique aliéniste élevée à la hauteur d'une institution ; quand on aura jugé la thérapeutique, on aura jugé la loi.

Un attentat à la liberté du citoyen, suivi d'une série d'outrages à la dignité de l'homme, voilà en dernière analyse à quoi se réduit le traitement médical que les disciples de Pinel et d'Esquirol appliquent à la folie. Or, j'admets qu'on accepte, qu'on bénisse même ces cruautés de la philanthropie comme on accepte et comme on bénit les barbaries nécessaires et bienfaisantes de la chirurgie ; mais j'y mets une condition expresse, c'est qu'il y aura au bout de ces cruautés la certitude ou tout au moins la probabilité d'une guérison. Mais ici, je vois partout des supplices; je cherche, j'attends en vain des bienfaits. Et quel bien peuvent faire, je vous prie, à une intelligence déjà ébranlée, ces murs qui l'épouvantent, cette captivité odieuse qui la désespère, cette bande de fous dont la vue lui montre les horreurs de son état, dont l'aspect l'humilie, dont le voisinage l'effraie, dont le contact n'est pas même sans danger? Y a-t-il là de quoi calmer les puissances de l'âme? N'y a-t-il pas plutôt de quoi les soulever toutes à la fois? L'homme qui prend un malade dont la raison vient de fléchir et qui, pour le guérir, l'enferme avec des fous, est dix fois, cent fois plus insensé que lui ; quant au médecin qui le reçoit et qui le garde indéfiniment, on pourrait, on devrait le poursuivre comme coupable d'un meurtre à petit feu, d'un homicide lentement consommé, s'il n'avait pour excuse cette monomanie professionnelle bien connue qui fait de tant d'aliénistes les plus dangereux des aliénés.

Allèguera-t-on qu'il est nécessaire d'arracher les malades à leurs habitudes, à leurs affections, au milieu dangereux dans lequel leur folie s'est produite et court risque de se prolonger? Mais en les transportant dans cette atmosphère contagieuse, dans ce foyer d'infection, dans ce milieu dix fois plus dangereux où vous les précipitez tout frémissants, vous changez la fièvre en chaud mal et la migraine en frénésie. Aussi la médecine ordinaire ne croit pas à la thérapeutique de l'emprisonnement, et la médecine spéciale commence elle-même à n'y plus croire. « Nous ne guérissons presque jamais, » a dit le docteur Blanche, une des illustrations de la spécialité. Un autre a fait le même aveu : « On croit que nous guérissons ; on se trompe. Ceux que nous renvoyons comme guéris nous reviennent toujours. » Du reste, que peut-on ajouter à ces paroles expressives que nous empruntons au rapport de M. le ministre du commerce à l'Empereur, qui porte la date du 16 avril 1866 ; « On voit que si la folie est curable, le nombre des guérisons est encore bien restreint. En outre, la statistique de nos asiles révèle un fait fort triste, c'est le nombre considérable des aliénés qui succombent au moment de leur admission ou dans les mois qui la suivent. Ne doit-on pas chercher l'explication de ce fait déplorable dans le saisissement, dans la commotion violente, enfin dans le chagrin profond que doit éprouver le malade ainsi brusquement enlevé à sa famille et séquestré, quand il ne peut même soupçonner la cause d'une si violente mesure ? »

Il n'y a qu'une bonne raison à donner pour motiver cette barbarie légale : c'est que le besoin de la protection sociale en fait un devoir. Il est nécessaire de préserver la société des dangers que la folie fait courir aux propriétés, aux personnes, à la famille elle-même. C'est en pareil cas qu'on peut ou plutôt qu'on doit voiler la statue de la Liberté. *Salus populi suprema lex esto.*

Nous acceptons cet arrêt ; nous admettons que la loi puisse dire à la famille : « Vous avez sous votre toit un être dangereux pour tout le monde et d'abord pour vous, car il est en proie à la plus capricieuse, à la plus formidable de toutes les maladies humaines. Au moment où vous le croirez tranquille, inoffensif, il peut tout à coup mettre le feu à la maison, égorger les êtres auxquels il est le plus cher. Vous en voyez tous les jours d'épouvantables exemples. Je mets la main sur lui, je l'arrache à votre tendresse pour vous sauver de ses fureurs, ou plutôt pour le sauver de lui-même. »

Mais alors, que personne ne s'y trompe. Point de vaine pudeur de mots, point d'hypocrisie de langage. Ne vous laissez pas dire que c'est un malade qu'on vous prend pour vous le rendre bientôt guéri. Non, mille fois non ! C'est une victime qu'on immole, qu'on croit nécessaire d'immoler à la sécurité publique. La réclusion perpétuelle ou le tombeau, voilà le sort qui l'attend. Quand l'infortuné, qui est déjà un fou furieux, va se voir emprisonné, lié, frappé, — il le faudra, — sa fureur deviendra de la rage ; il écumera, il mourra dans les convulsions de l'hydrophobie, ou, s'il survit, vous n'aurez plus qu'une bête brute, ou une bête fauve qu'on devra mettre en cage comme le tigre ou le jaguar. Voilà la vérité, l'exacte vérité. Mais ne saurait-on trouver un moyen terme qui permettrait de protéger la société, tout en dispensant de tuer ce malheureux ? L'instinct de conservation est féroce dans son égoïsme ; car rien n'est cruel comme la peur. La science et la philanthropie sont-elles donc à bout de ressources ? Ne sauraient-elles inventer un mode de traitement plus humain, un traitement à domicile, où se combineraient les soins pieux de la famille et la direction intelligente d'un médecin qui serait un homme ? Au lieu d'incarcérer brutalement, d'exaspérer, de désespérer ce malade, qui peut aisément guérir, ne suffirait-il pas de lui procurer des distractions, de l'emmener en voyage, de le conduire à la campagne ? Vous l'auriez peut-être, avant peu, rendu à la raison, et vous ne l'auriez pas marqué à tout jamais, lui et sa famille, de l'estampille ineffaçable, du stigmate d'une maison de fous. — Nous livrons ce dernier point aux réflexions des hommes d'État, comme des médecins.

En tout état de cause, c'est dans ce cas, et dans ce cas seulement, que je reconnais, non pas l'utilité seulement, mais la nécessité de la réclusion, ou plutôt de l'emprisonnement, comme mesure de sûreté publique. Mais ce n'est point par l'entremise d'un tiers officieux, comme le permet l'article 8, c'est par un ordre positif du pouvoir exécutif que la réclusion doit être effectuée d'urgence, sur la réquisition du ministère public,, et d'après un arrêt du pouvoir judiciaire rendu conformément à l'avis de plusieurs médecins. J'ajoute que cet arrêt sera signifié sur-le-champ à la famille convoquée ou devant le tribunal, en chambre du conseil, ou dans l'intérieur même de la maison de santé ; si on n'a pas cru pouvoir l'attendre, il faut, au moins, qu'elle reste libre d'introduire telle instance qu'elle voudra, pour qu'il ne soit pas dit qu'il y a eu abus de pouvoir ou surprise. Enfin, il y a un second cas dans lequel la réclusion peut être, non pas ordonnée, mais permise : c'est quand l'aliéné, sans être dangereux, est devenu notoirement incurable, et qu'il n'est plus qu'un spectacle affligeant pour la société, en même temps qu'un fardeau intolérable pour la famille. J'admets alors qu'en désespoir de cause, on le séquestre dans un asile pour le reste de ses jours ; mais, dans ce cas, il faut qu'un arrêt du pouvoir judiciaire ait ratifié la décision du conseil de famille ; il faut, de toute nécessité, que l'interdiction ait précédé la réclusion.

Pour me résumer, j'admets l'institution des asiles comme maisons de force pour les aliénés dangereux, ou comme maisons de refuge, comme dépôts pour les aliénés incurables. Leur existence à un autre titre me paraît un attentat permanent à la raison et à l'humanité. — Des philanthropes consciencieux, qui ont longuement médité sur le meilleur mode d'assistance publique, se sont prononcés avec une extrême énergie contre le régime des hospices ; ils voudraient le remplacer en organisant un système de secours à domicile qui épargnerait au pauvre la flétrissure de l'hôpital en lui assurant les mêmes moyens de guérison. Le séjour de l'hôpital n'est pas seulement, disent-ils, une tache pour une famille d'après le préjugé vulgaire, qu'on aura beaucoup de peine à détruire, il est souvent un péril, car il y a des affections contagieuses, endémiques, qui souvent, en quelques jours, enlèvent des salles entières. Ce qu'on

a dit des hospices est bien autrement vrai des maisons de fous. « Ce
sera toujours, je ne dirai pas un déshonneur, mais un désespoir
pour un homme d'avoir figuré sur l'écrou d'un établissement d'alié- —
nés. » Ces paroles sont de M. le duc de Broglie. — Ajoutez qu'il n'y
a pas de jour, pas d'heure, pas d'instant où la vie du prisonnier
de la thérapeutique ne soit menacée. M. le ministre de l'agriculture
et du commerce constate, dans son rapport, que, dans un espace de
temps fort court, on a enregistré 87 cas de morts violentes. Si on
ne laisse pas la vie dans l'asile, on y laisse presque toujours la raison. « Les cinq sixièmes des malades sont incurables », nous dit
M. le ministre, et encore il faut voir ce que valent les prétendues
guérisons qu'on se vante d'avoir obtenues... On les aurait guéris
plus promptement, plus sûrement, si on leur eût épargné la honte
et les périls de la réclusion dans ces prisons, d'où ils ne sortent
que meurtris et saignants pour le reste de leur vie, et toujours me-
nacés d'une rechute.

Qu'on y songe. Il y a près de quatre-vingts ans que la médecine
et avec elle la France et l'humanité sont dupes d'une idée fausse et
plus meurtrière encore qu'elle n'est fausse. On dit que les cas de
folie n'ont jamais été aussi nombreux qu'au XIX° siècle et qu'il n'y
a pas de jour où l'on n'entende, pour ainsi parler, l'explosion d'une
tête qui saute. — Il ne faut pas se laisser abuser par les mots.
Notre époque est sans doute une époque de surexcitation nerveuse
et d'exaltation cérébrale; la fièvre est presque l'état normal de la
génération à laquelle nous appartenons ; mais ces accès de fièvre,
ces crises de nerfs, ces transports du cerveau, qui ont pour effet
ordinaire de troubler ou de suspendre la raison pour un temps,
n'ont au fond rien de commun avec cette maladie constitutionnelle
organique, généralement héréditaire et presque toujours incurable
qui s'appelle la folie proprement dite. Les affections dont je parle
cèdent presque toujours et sans peine à un traitement très simple,
très inoffensif, traitement élémentaire pour ainsi dire, que tous les
médecins connaissent, et dont Molière écrivait la recette sous leur
dictée : Une saignée abondante, une forte purgation, des bains
tièdes, un régime calmant, nn peu de musique ; ajoutez-y les soins
pieux et intelligents d'une famille dévouée, qui saura prendre le
malade par la douceur et condescendre ingénieusement aux caprices, aux fantaisies enfantines qui sont le propre de son état, au
lieu de l'exaspérer par la résistance. En quelques jours, parfois
même en quelques heures, vous aurez triomphé du mal. Mais il
n'est jamais nécessaire de fondre sur le malheureux comme sur une
proie et de l'emporter tout effaré dans une sorte de pandémonium
ou de cour des Miracles, où il trouvera pour toute société des idiots,

des gâteux, des épileptiques, des maniaques souvent furieux. Je l'ai déjà dit : La réclusion, en pareil cas, c'est l'incurabilité ou la mort.

C'est parce que la médecine spéciale a méconnu ces principes essentiels de l'art de guérir que nous avons aujourd'hui tant de fous. En dernière analyse, le nombre toujours croissant des aliénés ne tient guère qu'à la multiplication des aliénistes et des établissements destinés au traitement de l'aliénation mentale. Il y a des milliers d'infortunés qui n'ont perdu la raison que parce qu'on les a enfermés en croyant la leur rendre. Donc qu'on modifie profondément, d'une part, les conditions de l'admission légale dans les asiles, et que, d'autre part, on substitue un traitement à la fois plus rationnel et plus humain à celui qu'on y suit tous les jours, j'ose affirmer qu'avant peu on verra se produire infailliblement une augmentation notable dans le chiffre des guérisons et une diminution sensible dans le nombre des cas d'aliénation mentale qu'enregistrent les statistiques, si les statistiques veulent dire la vérité.

« L'esprit humain », a dit Luther, « est comme un paysan ivre à cheval : quand on le relève d'un côté, il retombe de l'autre. » La civilisation avance toujours, mais elle suit quelquefois une marche singulière ; pour un pas en avant, elle en fait deux en arrière, et ne justifie que trop le mot célèbre du poëte ancien : « Deux maux pour un bien ». Pinel passe pour un bienfaiteur de l'humanité parce qu'il a fait tomber les chaînes dont on chargeait autrefois les fous, et que, grâce à lui, on les traite aujourd'hui avec douceur, on réussit même à alléger leur état, si digne de pitié. Rien n'est plus vrai ; mais, à l'abri de cet incontestable bienfait, se sont peut-être introduits des forfaits odieux ; en tous cas, le traitement lui-même, je veux dire la séquestration collective, loin d'être un remède, est le pire de tous les maux. Un médecin, aussi consciencieux que savant, estime à un demi-million le nombre des victimes humaines que la thérapeutique de la réclusion a dévorées depuis près d'un siècle, et que la liberté aurait pu guérir. Oui, Pinel a élevé les fous à la dignité de malades, mais il les a condamnés aux horreurs de la captivité la plus barbare et la plus avilissante ; il a brisé leurs fers, mais il a laissé debout la prison. Le vrai bienfaiteur de l'humanité, a dit judicieusement M. le docteur Türck, c'est celui qui détruira l'œuvre de Pinel.

Paris. — Imprimerie de DUBUISSON et Cie, 5, rue Coq-Héron.